CONFÉRENCES

SUR

LA DIPHTÉRIE

FAITES A L'HOPITAL DE LA CONCEPTION

En Novembre 1894

PAR

Le Docteur Léon D'ASTROS

Recueillies par G. ENGELHARDT, interne du service

Extrait du Marseille Médical

MARSEILLE

TYPOGRAPHIE ET LITHOGRAPHIE BARTHELET ET Cie

Rue Venture, 19

1895

CONFÉRENCES

SUR

LA DIPHTÉRIE

FAITES A L'HOPITAL DE LA CONCEPTION

En Novembre 1894

PAR

Le Docteur Léon D'ASTROS

Recueillies par G. ENGELHARDT, interne du service

Extrait du Marseille Médical

MARSEILLE

TYPOGRAPHIE ET LITHOGRAPHIE BARTHELET ET Cie

Rue Venture, 19

1895

CONFÉRENCES

SUR

LA DIPHTÉRIE

Ire CONFÉRENCE

Le Bacille de Lœffler. — L'Infection bacillaire
Les Inflammations diphtériques

Mon intention n'est pas de vous faire l'histoire complète de la diphtérie ; je veux seulement vous mettre au courant des idées modernes sur cette maladie et vous exposer surtout les travaux sortis de l'Institut Pasteur, auxquels MM. Roux, Yersin, puis Martin et Chaillou ont attaché leur nom.

Bien entendu je m'occuperai aussi du côté clinique, mais principalement pour vous montrer l'adaptation de la clinique à la pathogénie morbide.

La diphtérie est bien connue, surtout depuis Bretonneau. Pour lui, la diphtérie était une affection primitivement localisée à la gorge, et y déterminant des fausses membranes.

Avec Trousseau, la théorie de la diphtérie change et dévie de la bonne voie. Son influence était considérable, son opinion prévalut. Pour lui, la diphtérie était une maladie générale d'emblée dont les lésions de la gorge n'étaient que des manifestations secondaires. Ces idées ont été démontrées fausses par les recherches récentes.

Il est démontré aujourd'hui que la diphtérie n'est pas une maladie générale d'emblée, mais qu'il s'agit d'une infection primitive locale à la suite de laquelle surviennent secondairement les accidents généraux causés par la pénétration dans le sang d'un poison particulier. Dans la diphtérie, nous aurons donc à étudier d'abord l'infection bacillaire locale due au bacille de Lœffler, puis l'intoxication générale due à la toxine qu'il sécrète.

Nous traiterons aujourd'hui du bacille de Lœffler et de son action sur les muqueuses.

I

Le bacille de la diphtérie découvert en 1883 par Klebs, bien isolé et cultivé par Lœffler en 1884, a été étudié par MM. Roux et Yersin en 1888. C'est de la fausse membrane diphtérique que l'on retire ce bacille.

Il se présente sous l'aspect d'un bâtonnet allongé, avec des différences de longueur ; il est un peu plus épais que le bacille de Koch ; un peu renflé à ses extrémités. Aussi, quand on le traite par des agents colorants, le milieu du bacille, plus mince que les extrémités, paraît plus pâle. Par la méthode de Gram, le bacille de Klebs-Lœffer ne se décolore pas.

Quand on fait des cultures de ce bacille, il végète et détermine, en se reproduisant sur certains milieux, des colonies qui offrent un aspect spécial. Mais tous les milieux de culture ne sont pas également favorables à son développement : le sérum de bœuf coagulé est sans contredit le milieu de prédilection du bacille de la diphtérie. C'est à la température de 37° qu'il s'y développe le plus facilement.

Quand on a ensemencé un tube de sérum avec du bacille de la diphtérie et qu'on l'a porté à l'étuve à 37°, de dix-huit à vingt-quatre heures après on constate à sa surface des petites saillies blanchâtres et saillantes dont le centre est plus opaque que la périphérie. Ce sont des colonies de bacilles de Lœffler. Leur développement est relativement précoce et c'est un des caractères du bacille de la diphtérie, important pour le diagnostic, de pousser sur le sérum avant tout autre microbe.

Le bacille se cultive aussi sur gélose, mais il y végète moins abondemment et les colonies y sont moins nettes. Le bouillon de veau est aussi un milieu employé, dont on use pour l'isolement du bacille. Pour arriver à cet isolement, avec une aiguille de platine flambée, on touche légèrement une colonie que l'on dilue dans un tube de bouillon. On agite ensuite fortement le tube et on en retire avec l'aiguille de platine une semence pour un nouveau tube de sérum ; dans ces conditions les colonies se développent pures le plus généralement.

Quand on l'emploie comme milieu de culture, le bouillon subit des modifications, et d'alcalin qu'il était il devient acide ; mais il revient plus tard à l'alcalinité quand il est au contact de l'air. Au bout de quelques jours, les bacilles pullulent et forment sur les parois et le fond du tube un dépôt blanchâtre.

Il s'agit de démontrer d'abord que c'est bien ce bacille qui est la cause de la lésion locale, de la fausse membrane.

On arrive à cette démonstration par l'expérimentation sur les animaux et l'on reproduit en quelque sorte les faits cliniques en faisant l'inoculation dans la trachée. A cet effet, après avoir trachéotomisé un lapin, on introduit dans la trachée une tige métallique chargée d'une culture diphtérique pure. On l'essuie sur la muqueuse en ayant soin toutefois de déterminer une légère excoriation. Bientôt se développent des symptômes analogues à ceux du croup, auxquels l'animal succombe, et à l'autopsie on trouve la trachée tapissée de fausses membranes.

On peut aussi inoculer la diphtérie sur la vulve d'un cobaye femelle, où l'on peut suivre encore de plus près le développement des fausses membranes.

Un autre procédé pour prouver la virulence du bacille de Lœffler est l'injection sous-cutanée d'une culture pure. Il se forme d'abord et assez rapidement un œdème de la peau au point inoculé. Cet œdème est formé par de la fibrine exsudée formant fausse membrane, au milieu de laquelle on retrouve les bacilles diphtériques. A cet œdème succèdent les symptômes généraux et l'animal meurt.

Quand, par contre, on fait une injection intra-veineuse de culture pure de diphtérie, les symptômes d'intoxication générale se montrent seuls, sans avoir été précédés de lésion locale.

Un point important est la rapidité de la mort avec des cultures virulentes. Quand on s'est servi de cultures moins virulentes, ou d'une dose plus faible, le lapin ne meurt pas aussi rapidement, mais il se produit chez lui une paralysie diphtérique. Au bout de cinq à six jours, on constate une certaine faiblesse des membres postérieurs, l'animal traîne les pattes. La paralysie s'accentue davantage, les muscles des membres antérieurs et du cou se prennent. Chez le pigeon, ces symptômes paralytiques sont aussi très caractéristiques.

L'existence de ces paralysies complète la ressemblance entre la maladie expérimentale et la maladie naturelle; elle est une preuve de plus de la spécificité du bacille de Lœffler.

Il y a lieu de se demander maintenant quel est le mode d'action de ce bacille dans l'organisme pour y développer les symptômes de la diphtérie.

Quand on recherche dans une maladie infectieuse générale, comme la fièvre typhoïde par exemple, le microbe spécifique, c'est dans l'intérieur de l'organisme, surtout dans les glandes vasculaires sanguines et en particulier dans la rate qu'on le trouve. Il n'en est pas de même pour le bacille de Lœffler, qui ne végète pas dans l'organisme.

Roux et Yersin ont recherché ce que devenaient les bacilles injectés sous la peau. Ils ont pour cela inoculé une série de cobayes, et les ont sacrifiés successivement de deux heures en deux heures. Au bout de deux heures, les bacilles se sont développés, puis ils diminuent de nombre, enfin, six heures après l'inoculation, ils ont disparu de la zône tout d'abord influencée, et cependant la maladie suit son cours et les cobayes succombent.

Si l'on a injecté la culture dans une veine, on retrouve le bacille de Lœffler dans l'organisme pendant quelques heures après l'opération, mais il disparaît rapidement. La rate du lapin recueillie six heures après l'injection intraveineuse et portée à l'étuve donne une abondante multiplication de bacilles, mais si on la recueille seize heures après l'injection, elle reste stérile. Et cependant, malgré que le bacille ait disparu de leur sang, les animaux succombent vers la 30ᵉ ou 36ᵉ heure.

Donc, le bacille de Lœffler ne vit pas dans l'organisme ; il se cantonne sur les muqueuses. On doit considérer la diphtérie comme une maladie analogue au tétanos, en ce que le microbe causal ne se multiplie pas dans le milieu intérieur, mais dans une région où il se localise pour y sécréter ses toxines qui pénètrent ultérieurement dans le sang. De même dans le choléra, la culture du bacille se fait hors des milieux intérieurs, dans le tube digestif.

Un des chapitres de l'histoire du bacille de la diphtérie, les plus importants pour le clinicien, est celui qui concerne la virulence de ce bacille.

Nous savons que les angines offrent des différences de gravité. C'est qu'en effet la virulence est un caractère contingent du microbe : la vitalité du microbe est indépendante de sa virulence.

En 1881, Pasteur, Chamberland et Roux ont introduit dans la science cette idée féconde qu'un microbe saprophyte pouvait devenir pathogène ; les faits cliniques viennent tous les jours en faveur de cette théorie, qui nous paraît trouver son application en ce qui concerne la diphtérie.

Roux et Yersin dans une série d'expériences sur les bacilles recueillis dans des angines de gravité différente sont arrivés aux résultats suivants : Dans la majorité des cas graves, les bacilles étaient d'une virulence très grande et les cobayes inoculés avec ces bacilles mouraient rapidement. Dans les cas peu graves, au contraire, les bacilles causaient plus lentement la mort des cobayes, parfois les accidents généraux étaient de faible intensité et dans quelques circonstances tout se bornait à la lésion locale.

Cependant il est bon d'apporter quelques remarques. On ne trouve pas des bacilles virulents seulement dans les diphtéries graves et des bacilles peu virulents dans les diphtéries bénignes. Mais il est plus juste de dire que dans les diphtéries graves, on trouve surtout des bacilles virulents et dans les diphtéries bénignes surtout des bacilles peu virulents. De plus, lorsque les cas graves évoluent vers la guérison, on constate parallèlement une diminution de virulence du bacille.

Il existe donc des diphtéries légères, des diphtéries atténuées ; mais le bacille de Lœffler peut-il être atténué à ce point qu'il finisse par perdre complètement sa virulence ? Nous pouvons, avec la plus grande probabilité, répondre affirmativement.

Lœffler, à côté du bacille de la diphtérie, a décrit un bacille qu'il appelle pseudo-diphtérique et qui diffère du précédent par des caractères peu marqués : Il est souvent plus court dans les colonies sur sérum ; ses cultures dans le bouillon sont plus abondantes et s'y continuent à une température plus basse (20° à 22°). Il rend le bouillon plus rapidement acide que le bacille de Lœffler.

Il est important de noter que ce bacille a été découvert dans la gorge de personnes saines : à l'hôpital des Enfants, à Paris, sur 45 enfants non atteints de diphtérie, on aurait trouvé 15 fois le bacille pseudo-diphtérique. On pourrait objecter que ces enfants se trouvaient dans de mauvaises conditions de milieu. Une observation de Roux vient répondre à cette objection et confirmer la première constatation : Dans un village du bord de la mer, ce savant a trouvé 26 fois le bacille pseudo-diphtérique sur 59 enfants qui fréquentaient une même école et qui se trouvaient dans un excellent état de santé.

Ce bacille pseudo-diphtérique, retiré de la gorge de personnes saines, donne des colonies sur sérum identiques à celles du bacille diphtérique. mais en nombre considérablement restreint, 1 à 4 quelquefois seulement.

Il était intéressant de rechercher si ces différences de virulence pouvaient être reproduites expérimentalement.

Roux et Yersin ont cherché à atténuer un bacille virulent. Quand on laisse vieillir une culture, les microbes perdent de leur virulence, mais ce n'est pas là une atténuation véritable. Le caractère de l'atténuation véritable est d'être héréditaire : pour qu'un microbe soit réellement atténué, il faut que la culture qui en naît soit elle-même atténuée ; or les bacilles de vieille culture ne donnent pas ce résultat. Le temps agit donc peu sur la virulence des bacilles de Lœffler, témoin la possibilité qu'ont ces bacilles de conserver très longtemps leur virulence en dehors de l'organisme. C'est là un fait très important de l'hygiène de la diphtérie ; car les bacilles desséchés recouvrent facilement leurs propriétés contagieuses.

On ne parvient pas davantage à atténuer le microbe de la diphtérie, par l'influence de la température, car au-dessus de 40°, le bacille ne pousse plus dans le bouillon.

Mais en joignant à l'action de la chaleur celle de l'air, Roux et Yersin sont arrivés au résultat recherché. Lorsqu'on cultive des bacilles diphtériques, à la température de 39°,5, dans un courant d'air, les bacilles paraissent d'abord plus virulents, puis au bout de quelques jours, la virulence diminue et cette virulence reste héréditairement atténuée.

Un autre moyen plus rapide d'atténuation consiste dans l'action combinée de la dessiccation et de l'air ; mais je n'insiste pas.

Il est donc possible en partant d'un bacille de la diphtérie virulent d'obtenir artificiellement un bacille à peu près dépourvu de virulence, qui se rapproche par tous ses caractères du bacille pseudo-diphtérique. Comme lui, il pousse plus abondamment dans le bouillon et à une température plus basse, 20° à 22°; il rend le bouillon plus rapidement acide; il produit peu ou pas de toxine.

Mais, fait important, l'expérience inverse, le retour de la virulence du bacille atténué a pu être aussi réalisé par Roux et Yersin, fait important, dis-je, avec ses conséquences, si l'on se rappelle la présence fréquente du bacille pseudo-diphtérique dans la bouche.

Ils n'ont pu arriver à ce résultat par un procédé qui réussit souvent pour d'autres microbes, le passage successif chez les animaux, en passant d'animaux très sensibles à des animaux de plus en plus résistants; mais ils ont pu arriver à ce renforcement par un moyen qui nous explique la virulence très grande de certaines angines, dont la clinique ne nous donnait pas une raison suffisante. Ce moyen consiste dans l'association expérimentale du virus diphtérique atténué à celui de l'érysipèle.

L'expérience est la suivante: à un premier cobaye ils inoculent sous la peau une culture pure de bacilles de l'érysipèle à la dose de un demi-centimètre cube, — à un deuxième cobaye, une même quantité de culture de bacilles de Lœffler atténé, — enfin, un troisième cobaye reçoit un centimètre cube d'un mélange à parties égales de cultures de l'érysipèle et du bacille diphtérique atténué.

Le premier cobaye a un gonflement au point d'innoculation, puis un petit abcès; le second a de l'œdème et ensuite une très petite eschare; tous deux guérissent. Le troisième enfin, a un œdème local très marqué, les accidents généraux sont très intenses et la mort survient dans les 24 ou 36 heures après l'inoculation. On trouve à l'autopsie des lésions caractéristiques de l'intoxication diphtérique.

Ce qu'il y a d'important dans cette expérience, c'est que les bacilles diphtériques, après avoir été ainsi associés aux streptocoques, conservent la virulence acquise quand on les isole à nouveau, et les cultures qui en naissent conservent héréditairement cette virulence.

Ainsi donc, il y a différents degrés de virulence depuis le bacille pseudo-diphtérique qui en est dépourvu jusqu'au bacille rendu très virulent par l'association streptococcique.

II

Et maintenant, comment prend-on la diphtérie ? Comment se fait l'infection bacillaire ?

Certaines années, certaines saisons (hiver, saisons froides et humides), certaines épidémies sont plus riches que d'autres en affections diphtériques et les malades sont plus ou moins gravement touchés.

A côté de ces conditions cosmiques et météréologiques sur lesquelles je ne veux pas m'appesantir, existent des conditions particulières de réceptivité individuelle. Les enfants ont une prédisposition marquée. — Certaines races d'animaux sont plus prédisposées que d'autres à la diphtérie, les lapins et les cobayes sont à ce point de vue précieux pour l'expérimentation, tandis que les rats et les souris présentent une remarquable résistance vis-à-vis du poison diphtérique. Il n'est pas impossible, que dans une même espèce des individus différents présentent une réceptivité inégale.

Mais il est une condition éminemment favorable au développement du bacille de la diphtérie, c'est l'état de la gorge, qui est en lui même une sorte de prédisposition locale. Nous avons vu plus haut que pour inoculer un animal, il était nécessaire de produire sur la muqueuse de la trachée et de la vulve, un traumatisme, une excoriation. En clinique, l'influence des lésions antérieures de la gorge est incontestable pour favoriser le développement de la diphtérie ; nous en avons malheureusement souvent des exemples dans les angines de la rougeole, de la scarlatine qui se compliquent si facilement de diphtérie.

Mais la cause efficiente, nécessaire de la diphtérie, c'est le bacille de Lœffler ; et il faut établir maintenant comment se fait l'infection bacillaire.

Par contagion d'abord. Il y a deux sortes de contagion : la contagion directe, du malade à l'homme sain ; la contagion indirecte par les objets, linges, vêtements, jouets, qui ont pu être souillés par le malade. De plus, nous avons vu que le virus de la diphtérie peut se conserver longtemps dans les crachats desséchés, d'où l'importance d'une désinfection sérieuse, sur laquelle nous aurons à revenir plus tard.

En dehors de la contagion, la diphtérie peut-elle se développer en quelque sorte spontanément ? Certains faits observés semblent devoir faire répondre affirmativement ; mais, à ces faits, on peut objecter que les modes de contagion ont échappé à l'observation. Cependant, comme nous l'avons déjà dit, on constate souvent dans la bouche de personnes saines la présence du bacille pseudo-diphtérique. Qu'une angine à streptocoque ou à quelque autre microbe survienne dans ces conditions. La nature plus habile encore que l'expérimentation ne pourrait-elle rendre par cette association au bacille pseudo-diphtérique sa virulence perdue ? Je ne vois pas ce que l'on pourrait objecter à cette explication par un regain de virulence, de certaines diphtéries d'apparence spontanée.

III

Le microbe s'est ainsi fixé dans la gorge ; l'inflammation de la muqueuse est la première conséquence de cette infection diphtérique. Dans l'angine diphtérique, en effet, les phénomènes locaux ouvrent la scène, puis plus tard apparaissent les symptômes généraux.

Le développement de cette angine est précédée d'une période d'incubation d'un à trois jours nécessaire, probablement, à la pullulation du bacille de Lœffler.

Alors, apparait le premier phénomène inflammatoire, la rougeur des amygdales : angine érythémateuse; puis se produit à leur surface une exsudation d'abord muqueuse, qui devient bientôt opaline et quelques heures après la fausse membrane est généralement constituée.

Sur une amygdale apparait donc une petite plaque blanche, de forme arrondie, de la grosseur d'une lentille ; sur l'amygdale opposée,se forme souvent une plaque analogue; d'autres plaques blanches apparaissent. Leur étendue augmente peu à peu ; au bout de 24 ou 48 heures les deux amygdales, les piliers et la luette peuvent être envahis par les fausses membranes.

Quand elle est formée complètement,la fausse membrane se présente opaque, blanche, d'épaisseur variable, tantôt à peine d'un millimètre, tantôt devenant une véritable couenne et atteignant jusqu'à deux et trois millimètres d'épaisseur. Sa consistance est grande; un des caractères particuliers de la fausse membrane est de ne pas se dissocier dans l'eau, moyen de diagnostic pour différencier la fausse membrane d'avec les autres produits de sécrétion, Quelquefois, surtout quand la diphtérie n'est pas pure, la coloration de la fausse membrane s'altère, elle prend une teinte gris sale ; d'autre fois, elle est sanguinolente.

La fausse membrane présente deux faces, l'une superficielle du côté de l'isthme du gosier, lisse et unie au moins au début, l'autre en rapport avec la muqueuse, présentant des prolongements dans les cryptes amygdaliennes. Lorsqu'on détache la fausse membrane de l'amygdale, la muqueuse parait saine au-dessous.

C'est sur la face superficielle que se trouvent les bacilles diphtériques, formant une couche assez uniforme ; plus superficiellement qu'eux, on peut rencontrer un certain nombre d'autres microbes, hôtes habituels de la bouche.

La fausse membrane elle-même est formée de fibrine. tantôt amorphe, d'aspect grenue, tantôt répartie par couches de fibrilles interceptant entre elles des mailles de dimensions variables. Entre ces mailles sont, comme enclavées, des cellules d'apparence vitreuse, de forme irrégulière, parfois avec les prolongements ramifiés. Audessous se trouvent des globules de pus. La fausse membrane repose directement sur le chorion muqueux, car la muqueuse d'apparence saine à l'œil nu a perdu son épithélium.

A l'amygdale, l'inflammation, comme l'a établi Cornil, gagne toute l'épaisseur de la glande. Il se produit dans son épaisseur une transsudation de fibrine, une exsudation de cellules lymphatiques et une hypertrophie du tissu réticulé et des follicules.

Quant au mode de formation de la fausse membrane il été longuement discuté. On a surtout admis en France, avec Bretonneau, la théorie de l'exsudation, alors qu'en Allemagne avec Virchow, on a fait jouer le plus grand rôle à la nécrose de la muqueuse. Leloir nous paraît avoir démontré que les deux théories exsudative et épithéliale, doivent être conciliées pour rendre compte de la genèse des fausses membranes.

La fausse membrane a été considérée pendant longtemps comme le caractère en quelque sorte spécifique de la diphtérie. Il faut cesser absolument de tenir cette opinion pour exacte. D'une part, en effet, l'inflammation de la gorge produite par le bacille de Lœffler peut s'arrêter aux différents stades de son évolution : il y a des diphtéries sans fausses membranes, produisant seulement de la rougeur de la gorge et, dans quelques cas, un simple exsudat muqueux. D'autre part, il est bien démontré actuellement que d'autres agents microbiens que le bacille de la diphtérie sont capables de déterminer du côté de la gorge des inflammations pseudo-membraneuses. Ce qu'il y a de réellement spécifique, dans la diphtérie, ce n'est pas un mode spécial d'inflammation aboutissant à la production d'une fausse membrane, mais c'est l'agent morbide lui-même, c'est le bacille de Loeffler avec ses caractères.

L'infection bacillaire dans la diphtérie est suivie d'une pullulation du bacille de Loeffler, lequel irrite la muqueuse. A cette irritation la muqueuse répond surtout par une exsudation plus ou moins abondante de fibrine, qui se concrète en fausse membrane. Celle-ci n'est donc que l'effet de la réaction de la muqueuse vis-à-vis du bacille de la diphtérie. Mais d'autres microbes, des streptocoques, des staphylocoques, des pneumocoques, etc., peuvent, par un processus analogue, provoquer sur les muqueuses des exsudations fibrineuses, et, du côté de la gorge, des angines que l'on a souvent confondues avec les angines diphtériques. Dans l'angine herpétique elle-même, les fausses membranes que l'on observe sont formées de fibrine comme celles de la diphtérie. Bien plus, on peut, par des irritants chimiques tels que l'ammoniaque, produire expérimentalement des fausses membranes analogues.

Donc la fausse membrane est un caractère important de la diphtérie, mais, encore une fois, elle n'est point par elle-même un caractère spécifique de la maladie.

Quant au mode d'irritation de la muqueuse par le bacille diphtérique, il n'est pas d'ordre mécanique, comme on le croyait tout d'abord. Sur la muqueuse se fait sentir le premier effet du poison sécrété par le bacille de Lœffler, de la toxine diphtérique, que nous étudierons dans la prochaine conférence. Cette toxine, en somme, impressionne la muqueuse comme un agent chimique, comme l'ammoniaque par exemple ; avec cette différence toutefois que dans l'infection diphtérique, le poison étant sécrété incessamment par les bacilles, les fausses membranes se renouvellent aussi longtemps que dure l'infection bacillaire.

L'angine diphtérique s'accompagne de peu de symptômes subjectifs ; la douleur de la gorge est généralement peu marquée et la dysphagie, au moins au début, est beaucoup moins accentuée que dans un grand nombre d'autres angines.

Après avoir fait sentir son action sur la muqueuse, la toxine est absorbée par les lymphatiques de la région ; alors apparaît un symptôme important : l'adénopathie. Le gonflement des ganglions cervicaux, situés au-dessous de l'angle de la mâchoire, témoigne de la première étape du poison diphtérique, qui va bientôt diffuser dans l'organisme tout entier.

2me CONFÉRENCE

La toxine de Roux et Yersin et l'intoxication diphtérique

Ainsi que nous l'avons vu, le bacille de Lœffler ne pénètre pas dans l'organisme et les symptômes généraux de la diphtérie ne peuvent être attribués à son action directe, mais à la toxine particulière qu'il sécrète et qui a été découverte par Roux et Yersin.

I

Il s'agit, tout d'abord, de faire la démonstration de cette sécrétion de toxine par le bacille diphtérique ; nous nous adresserons pour cela à l'expérimentation.

On cultive le bacille de la diphtérie dans du bouillon de veau alcalin à la température de 37°, Après sept jours d'étuve, on filtre ce bouillon sur une bougie Chamberland : le liquide filtré ne contient plus de bacilles. Si l'on injecte cette culture filtrée à un animal d'expérimentation, il se produit chez lui, au bout d'un temps plus ou moins long, des symptômes d'intoxication générale. Le cobaye, en particulier, présente à l'autopsie des lésions assez constantes, congestion des divers organes, reins, capsules surrénales, intestin et souvent de la pleurésie. Les résultats varient suivant la dose injectée et suivant la virulence des bacilles sécréteurs de toxine. C'est ainsi que chez le lapin, on obtient tantôt la mort en quelques heures par diphtérie toxique, tantôt la mort plus tardive, précédée d'une période de paralysie. Actuellement à l'Institut Pasteur, on est arrivé à avoir des cultures filtrées qui tuent un cobaye en quarante-huit heures à la dose d'un dixième de centimètre cube, avec les lésions que je vous signalais tantôt. A la dose d'un vingtième de centimètre cube, la mort arrive au bout de quelques jours.

Si nous comparons ces résultats à ceux que nous avons étudiés dans notre première conférence, nous arrivons à cette conclusion que les cultures filtrées produisent, chez les animaux, des effets identiques à ceux des cultures non filtrées ; ce n'est donc pas au bacille lui-même, mais au poison qu'il a sécrété dans le bouillon de culture, qu'il faut attribuer les symptômes généraux d'intoxication diphtérique.

Nous allons étudier ce poison, cette toxine diphtérique dont certains caractères ont été bien établis, bien que sa nature soit encore peu connue.

Certains agents physiques agissent sur ce poison pour en modifier la toxicité. La chaleur, par exemple, le modifie et d'autant plus profondément que la température est plus élevée et plus longtemps prolongée. Un liquide filtré, soumis pendant deux heures à la température de 58°, injecté sous la peau du cobaye n'agit plus sur lui. L'air et la lumière font aussi perdre ses propriétés à la toxine diphtérique; au contraire, elle les conserve longtemps, cinq mois et plus, si on la tient à l'abri de l'air et de la lumière en tube clos.

Je vous ai dit que le bouillon de culture, d'alcalin qu'il était, devenait acide au bout de quelques jours, puis redevenait alcalin. C'est lorsqu'il est revenu à cet état alcalin que sa toxicité est le plus marqué. L'expérience démontre que l'addition d'un acide à un liquide de culture filtrée diminue son pouvoir nocif ; additionnée d'acide lactique ou d'acide tartrique, la culture filtrée est bien moins active chez le cobaye.

Roux et Yersin ont cherché à retirer la toxine diphtérique, à l'isoler de la culture filtrée. Par l'évaporation dans le vide, le liquide filtré laisse un résidu soluble, très toxique. L'alcool dissout une partie de cet extrait sec ;

mais l'extrait alcoolique du résidu n'est nullement toxique. C'est la partie insoluble dans l'alcool, qui contient tout le poison. Lorsqu'il est dissous dans l'eau, le poison peut être de nouveau précipité par l'alcool comme les diastases.

Pour débarrasser la matière toxique des cendres que donne la calcination Roux et Yersin ont eu recours à la dialyse des cultures filtrées. La dialyse se produit lentement, et l'expérience continuée plusieurs jours donne, le quatrième jour, un liquide dialysé plus toxique que celui des jours précédents. Cette lenteur dans la dialyse du poison diphtérique explique que chez l'animal son action est d'abord locale, ainsi que l'indique la formation de l'œdème; il ne se répand que peu à peu dans le corps, aussi la même dose agit-elle plus rapidement quand on l'injecte dans le sang que quand on l'introduit sous la peau.

Une propriété particulière du poison diphtérique qui lui est commune avec les diastases, est celle d'adhérer à certains précipités produits au sein du liquide où il est en dissolution. Ainsi, quand on traite une culture filtrée par une solution de chlorure de calcium, il se fait un précipité de phosphate de chaux qui entraîne avec lui une certaine proportion de toxine.

On n'a pu arriver cependant à isoler complètement le poison diphtérique. Aussi sa nature n'est-elle pas encore exactement déterminée. D'après Roux et Yersin, ils présenterait une grande analogie avec les diastases, offrant comme caractères communs d'être modifié par la chaleur et la lumière, d'être précipité par l'alcool, d'adhérer facilement aux précipités. Brieger et Frankel décrivent le poison diphtérique comme une toxalbumine. Gamaleïa en fait une nucléo-albumine. Récemment, Guinochet a pu cultiver le bacille de Lœffler dans de l'urine exempte de matières albuminoïdes; pour lui, la toxine diphtérique ne dérive donc pas de substances albuminoïdes. Nous ne connaîtrons pas probablement de sitôt la formule chimique de la toxine diphtérique.

Ses effets, du moins, sont biens connus, mais il importe

d'insister sur sa puissance. Un centimètre cube de culture filtrée évaporée dans le vide donne un centigramme de résidu sec. Si on défalque le poids des cendres et la portion soluble dans l'alcool, qui n'a aucune action toxique, il reste un poids de quatre dixièmes de milligrammes de matière organique. Cette faible dose, qui n'est cependant pas encore composée de poison à l'état pur, est néanmoins suffisante pour faire périr au moins huit cobayes de 100 grammes ou deux lapins de 3 kil. chacun. Aussi Roux et Yersin comparent à juste titre l'activité de la toxine diphtérique à celle des venins.

Quant au mode d'action du poison de la diphtérie dans le corps des animaux, Roux et Yersin, l'expliquent par une altération des parois des vaisseaux. A l'appui de cette opinion, ils invoquent les dilatations vasculaires, les hémorragies, les œdèmes que l'on trouve à l'autopsie des animaux diphtériques. Nous croyons, quant à nous, que cette action est plus générale et que le poison de la diphtérie atteint aussi les éléments nobles des tissus et des organes. L'étude de l'intoxication diphtérique chez l'homme nous en fournira la preuve.

II

Ces lésions de la diphtérie chez l'homme, nous sommes en droit de les attribuer à la toxine diphtérique. Car nous savons que le bacille de Lœffler ne pénètre pas dans l'organisme, tandis que sa toxine a été constatée dans le corps de malades morts de diphtérie. En effet, si l'on met la rate d'un enfant mort de diphtérie infectieuse à macérer dans de l'eau stérilisée, le liquide de macération se charge de toxine : filtré sur porcelaine et injecté à l'animal il détermine chez lui les symptômes de la diphtérie expérimentale.

Ce n'est pas seulement après la mort que l'on peut constater la présence du poison dans l'organisme ; pendant la vie, il s'élimine par le rein et passe dans l'urine des malades. Roux et Yersin, dans un cas de diphtérie très toxique recueillent de l'urine la filtrent et l'injectent sous la peau d'un cobaye et dans les veines d'un lapin, selon la méthode de M. Bouchard. Onze jours après, le cobaye meurt très amaigri; le lapin est paralysé du train de derrière le 45ᵉ jour, et meurt le 51ᵉ jour. Mais si l'on recueille l'urine dans la période d'amélioration on constate que sa toxicité est devenue bien moindre. Nous même, en effet, avons il y a quatre ans avec notre confrère Alezais répété l'expérience ci-dessus : une urine albumineuse recueillie au 10ᵉ jour d'une diphtérie infectieuse mais en voie d'amélioration, injectée dans la veine d'un lapin à la dose de 45 centimètres cubes, ne détermina chez lui que quelques symptômes immédiats, dont l'animal se remit progressivement.

C'est par les voies lymphatiques que le poison de la diphtérie parait surtout pénétrer dans l'organisme. A travers l amygdale (cet organe lymphoïde), il gagne en premier lieu, comme nous l'avons dit, les ganglions de l'angle de la mâchoire, sous-maxillaires et parotidiens. Dans les autopsies, on constate aussi l'hypertrophie des ganglions qui suivent le sterno-mastoïdien, les ganglions bronchiques et même les ganglions mésentériques ; l'altération porte surtout sur les follicules hypertrophiés.

De la circulation lymphatique, le poison passe dans le sang. Les altérations du sang méritent d'être étudiées. Dans les formes toxiques, il est noirâtre ou brun et prend une teinte sepia. Les altérations du plasma sont mal connues. Les recherches de Quinquaud, celles toutes récentes de Gabritschewsky, ont démontré dans la diphtérie une augmentation du nombre des globules blancs et le degré de la leucocytose est proportionnel à la gravité de la maladie. Le nombre des hématies diminue au contraire ; Quinquaud a démontré que dans les globules rouges le pouvoir d'absorption de l'hémoglobine pour l'oxygène diminue d'autant plus que la maladie s'aggrave.

A ces lésions du sang correspondent les lésions de la rate, dues à l'action du poison diphtérique. Elle est toujours très congestionnée, hypertrophiée. Les corpuscules de Malpighi sont très hypertrophiés; à leur niveau se produit une accumulation énorme de cellules rondes.

Les lésions du foie sont constantes dans la diphtérie expérimentale chez le lapin. Dans la diphtérie humaine, le foie est généralement congestionné. Au microscope, on constate une dilatation des capillaires et une infiltration graisseuse dans les cellules hépatiques. On peut aussi rencontrer des amas de cellules embryonnaires dans le tissu conjonctif de l'organe.

Tout l'organisme est donc atteint par le poison de la diphtérie : le cœur et le système nerveux sont eux-mêmes fréquemment lésés, ainsi que nous le verrons tantôt pour y insister. La toxine diphtérique, après avoir ainsi imprégné et altéré les organes et les tissus, s'élimine cependant de l'organisme. Le rein constitue la principale voie d'élimination : nous avons dit tantôt que l'urine des diphtériques était toxique à la façon d'une culture diphtérique filtrée. Mais cette élimination du poison à travers le rein ne se fait pas sans que cet organe ne subisse lui-même les effets. Tout récemment, Enriquez et Hallion ont pu déterminer expérimentalement sur un jeune singe, par l'injection de toxine diphtérique, la production de rein granuleux. Chez les diphtériques les lésions du rein sont constantes, mais variables d'intensité. Il parait n'exister, dans certain un nombre de cas, que de la congestion rénale ; mais les lésions vont souvent jusqu'à la néphrite, bien étudiées par Cornil et Brault et par Oertel. Les lésions atteignént surtout la substance corticale et portent sur les glomérules, entourés d'amas leucocytaires. Il existe aussi une desquamation épithéliale très nette au niveau des tubuli contorti. Mais la glomérulite avec distension de la capsule de Bowman est la lésion la plus ordinaire. Ces lésions rénales se traduisent en clinique par l'albuminurie.

III

Le début de la diphtérie est généralement insidieux, lent, avec un mouvement fébrile de moyenne intensité de 38° à 38°,5. Par exception cependant, le début paraît brusque, et dans quelques cas marqués de frisson ; il y aurait lieu de se demander si dans ces derniers cas la diphtérie est pure, si elle n'est pas associée à un microbe plus pyrétogène. Du moins, le caractère habituellement insidieux de la maladie n'a rien qui doive nous étonner. Si nous nous rappelons la lenteur aveclaquelle la toxine diphtérique dialyse à travers les membranes, nous comprendrons comment l'empoisonnement diphtérique ne s'effectue que graduellement et ne se manifeste que progressivement.

La toxine diphtérique est pyrétogène. Impressionne-t-elle les centres nerveux de calorification, ou exagère-t-elle directement les combustions au sein des tissus de l'organisme ? Nous ne saurions le dire, mais du moins son action pyrétogène aboutit rarement à des températures excessives. La fièvre dans la diphtérie est relativement modérée. Au début de la maladie, la température varie entre 38° et 39°, Elle s'élève rarement au-dessus. Dans les formes légères, elle se maintient peu de temps à ce chiffre de 39° et la défervescence peut s'effectuer vers le troisième ou le quatrième jour. — Dans les formes graves, la température monte plus rapidement à 39°. Tantôt elle s'élève encore pour se terminer par la mort ; tantôt elle oscille quelques jours autour de 39° sous forme de plateau ; la défervescence peut se produire alors en lysis pour aboutir à la guérison, ou bien la température s'élève encore et le pronostic est, dans ces conditions, en quelque sorte fatal. Cependant les hautes températures ne sont pas les seules à redouter ; on voit dans quelques cas graves un abaissement thermique accompagné de collapsus précéder de peu la mort.

Le pouls est encore plus influencé par la maladie que la température. Son étude est très importante pour le pronostic. Les oscillations du pouls suivent en général celles de la température, mais en les exagérant ; l'accélération précède quelquefois l'accroissement de la température, le plus souvent il la suit.

La respiration est peu modifiée, sauf dans les cas de croup, où nous l'étudierons.

Dans les cas un peu intenses le faciès du malade dénote l'atteinte de l'organisme. La face est pâle, le teint plombé, la peau cireuse, les yeux cernés. A une période plus avancée, l'abattement est profond.

Les fonctions digestives, peu atteintes au début, le deviennent dès que la maladie dure. L'anorexie peut devenir absolue et constitue un danger pour le malade. La diarrhée, qu'on observe si souvent dans la diphtérie expérimentale des lapins, est presque toujours en rapport avec un degré d'intoxication marqué ; les selles sont alors fétides et quelquefois sanguinolentes. Dans certaines diphtéries toxiques, il existe de vraies diarrhées profuses.

L'élimination de la toxine par les reins y détermine ces lésions que je vous ai signalées et qui se traduisent par l'albuminurie. L'albuminurie est un symptôme important et fréquent de la diphtérie ; elle s'y montre dans les deux tiers des cas. Elle peut être précoce, survenant du troisième au cinquième jour de la maladie ; ou tardive, apparaissant pendant la convalescence. Son abondance est très variable. Elle peut exister dans les diphtéries bénignes. Mais lorsqu'elle est très abondante, elle indique généralement une intoxication profonde. Il est très rare qu'elle s'accompagne d'œdème et d'anasarque, vous venez cependant d'en voir un exemple dans nos salles. Les accidents urémiques sont également peu fréquents.

Il est deux ordres de symptômes diphtériques de la plus grande importance. Ce sont les accidents cardiaques et les paralysies.

Dans toute diphtérie, surtout dans les diphtéries graves,

le pouls doit être exactement et longtemps surveillé : il peut faire prévoir des troubles cardiaques qui sont généralement suivis de mort. Pendant la convalescence, à la suite surtout d'angines graves, le teint pâlit davantage, la faiblesse devient extrême. Puis surviennent des troubles digestifs bizarres, des vomissements, des coliques sourdes, des crises diarrhéiques. Le pouls alors est faible, sans tension. Il y a de l'arytmie cardiaque, de la brachycardie, quelquefois de la tachycardie, plus souvent des redoublements cardiaques à l'auscultation. Quelquefois certains troubles respiratoires, oppression, soif d'air sont accusés. La mort peut survenir par affaiblissement progressif au bout de plusieurs jours, ou par syncope en 24 heures.

Les accidents cardiaques relèvent de lésions du muscle cardiaque produites par la toxine diphtérique, étudiées par Unruh, par Huguenin, plus récemment par Rabot et Philippe. Dans toute diphtérie toxique, il existe des lésions parenchymateuses dues à l'intoxication. Mais dans les accidents tardifs dont je vous parle c'est d'une myocardite interstitielle surtout qu'il s'agit. Nous avons pu le vérifier dans une observation récente.

Les paralysies diphtériques ont été reproduites expérimentalement, ainsi que nous l'avons vu, par Roux et Yersin. C'est pendant la convalescence qu'elles apparaissent généralement. Elles surviennent en moyenne une fois sur trois angines diphtériques. Le lieu d'élection de la paralysie est le voile du palais ; c'est toujours par lui qu'elle commence.

Elle peut se limiter à cet organe et constitue ainsi une forme localisée. La paralysie du voile du palais se traduit par le reflux des boissons par les fosses nasales, l'altération de la voix et de l'articulation, la flaccidité et l'anesthésie du voile du palais. L'anesthésie s'étend souvent à la partie supérieure du larynx, d'où passage des aliments dans les voies aériennes.

Quand elle se généralise, la paralysie atteint généralement en second lieu les muscles des yeux : troubles de l'accommodation, hypermétropie, quelquefois mydriase. Elle gagne ensuite les membres inférieurs ; il y a des fourmillements, de l'engourdissement, de l'anesthésie, de l'affaiblissement musculaire, d'où troubles et quelquefois impossibilité de la marche, ou démarche ataxiforme. On constate fréquemment l'abolition du réflexe rotulien. Mais il n'existe pas ici d'atrophie musculaire, ce qui distingue la paralysie diphtérique des autres paralysies par névrite périphérique. La paralysie peut gagner les membres supérieurs, les muscles du cou, de la face quelquefois, la vessie, le rectum. Elle peut atteindre le diaphragme avec tous les dangers de cette localisation. Enfin l'atteinte du pneumo-gastrique donne lieu à ces crises que Duchenne a signalées sous le nom de forme bulbaire de la paralysie diphtérique.

Dans le plus grand nombre des cas, la rétrocession se fait et aboutit à la guérison.

Ces accidents paralytiques relèvent de lésions des nerfs périphériques et des racines nerveuses, bien étudiées par Déjerine. Gombault a définitivement établi qu'il s'agit dans ces cas de névrite segmentaire périaxile. On a, par contre, généralement constaté un aspect normal de la moelle. Cependant Déjerine y a signalé des modifications légères. Récemment Seymour Sharkey a, dans un cas, trouvé de volumineuses granulations noirâtres dans les grandes cellules motrices des cornes antérieures.

Vous le voyez, la diphtérie dont je viens de vous faire une rapide esquisse, apparaît, aussi bien en clinique qu'en expérimentation, comme une intoxication générale de tout l'organisme, dont tous les tissus subissent à des degrés divers l'influence de la toxine sécrétée par le bacille de Lœffler.

3me CONFÉRENCE

Les formes cliniques de la Diphtérie. Les Complications. — Le Diagnostic.

I

Nous avons fait en quelque sorte l'analyse pathogénique des symptômes de la diphtérie. Nous allons en reconstituer la synthèse et les étudier tels qu'ils se présentent en clinique sous des formes assez différentes.

Nous distinguerons, pour la commodité de l'étude, un certain nombre de types cliniques assez tranchés et nous décrirons successivement une forme bénigne, une forme grave, une forme maligne. Il reste bien entendu qu'entre ces différents types il existe des intermédiaires qui conduisent de l'un à l'autre.

1° Il est bon d'insister sur ce fait (parce que la diphtérie semble impliquer par elle-même une gravité constante), qu'il existe une forme bénigne de la maladie. Ainsi que je vous l'ai dit, l'angine diphtérique peut s'arrêter au premier stade de son évolution et rester érythémateuse ou à simple exsudat muqueux, sans aller jusqu'à la production de fausses membranes. C'est ce que l'on a appelé diphtérie sans diphtérie, ce que Trousseau désignait sous le nom de forme fruste de la diphtérie. Le développement de ces angines, dans le cours d'épidémies franchement diphtériques, a pu déjà faire soupçonner leur nature, que l'examen bactériologique vient maintenant confirmer.

Le plus souvent cependant la fausse membrane apparaît, mais la maladie reste bénigne dans son évolution.

Ces formes atténuées sont à la diphtérie ce que certains embarras gastriques fébriles (fièvres typhoïdes abortives) sont à la fièvre typhoïde.

Le début est généralement insidieux. Il s'agit soit d'une angine, soit quelquefois d'un croup d'emblée. Dans la gorge, on constate quelques petites plaques blanches, quelquefois de simples points blancs comme dans l'amygdalite folliculaire. L'affection peut rester unilatérale, n'atteindre qu'une amygdale ; du moins, elle n'a pas de tendance envahissante. L'adénopathie est peu marquée. L'état général n'a pas de gravité. Le thermomètre peut quelquefois monter à 39°, mais du moins la défervescence est rapide. Il n'y a ordinairement pas d'albuminurie ; si elle apparaît elle est peu marquée.

L'affection dure six à huit jours. Certaines formes abortives peuvent arriver en trois jours à guérison (Martin). Dans quelques cas peuvent survenir des paralysies légères.

Il importe de reconnaître la nature de ces angines bénignes ; car, si elles n'ont pas de gravité pour le malade, elles exposent à la contagion de l'entourage.

2° La forme grave de la diphtérie, telle que je vais la décrire, reste exclusivement due à l'action du bacille de Lœffler. Il s'agit encore, suivant l'expression admise, de diphtérie pure.

Ici encore, le début est ordinairement insidieux et ne se manifeste que par un peu de malaise, mais bientôt l'état local et l'état général témoignent de l'intensité de la maladie.

Dans la gorge, on constate des fausses membranes épaisses, blanc lardacé ou grisâtre, à tendance envahissante ; les deux amydales, le voile du palais, la luette en sont couverts. L'envahissement se fait souvent du côté du nez, d'où coryza à fausses membranes, mais coryza sec sans jetage. La diphtérie gagne souvent le larynx, d'où croup et diphtérie trachéo-bronchique. Les ganglions sont toujours très engorgés, mais encore distincts sous le doigt.

L'état général est grave. Il y a de la prostration, de la pâleur de la face. L'anorexie est à peu près absolue. La température s'élève à 39° et reste en plateau autour de ce chiffre pendant plusieurs jours. Le pouls est fréquent et peut s'élever à 120 et 140°. Il y a fréquemment de la diarrhée. L'albuminurie existe au moins dans les deux tiers des cas, apparaissant vers le 4° ou 5° jour.

La maladie dure de quinze jours à un mois. Dans quelques cas, la fièvre une fois tombée, les fausses membranes mettent une grande lenteur à disparaître. Cadet de Gassicourt a décrit ces formes prolongées, dans lesqu lles il a vu les fausses membranes se reproduire pendant plusieurs mois.

C'est dans ces formes que se montrent surtout les complications cardiaques et les paralysies graves.

3° La forme maligne a un début souvent brusque et s'annonce presque toujours par un violent mal de gorge avec élévation marquée de la température. Celle-ci peut monter à 40°. Le pouls est très fréquent.

Rapidement la face devient pâle, bouffie ou cyanosée. Le teint est plombé, la peau luisante et quelquefois rosée au pourtour des narines. La bouche reste ouverte. L'haleine est fétide. La déglutition peut être très douloureuse; le malade refuse de s'alimenter.

La gorge est tuméfiée ; la muqueuse est rouge, sanieuse, saignante, boursouflée. Les fausses membranes sont épaisses, mollasses, putrilagineuses, parfois dissociées et absentes. Les ganglions sont très tuméfiés et le tissu cellulaire périganglionnaire œdémateux, d'où apparence dénommée: cou proconsulaire. Le coryza s'accompagne de jetage abondant, séreux, séro-sanguin et même hémorragique. L'albuminurie est très abondante.

La maladie est mortelle dans la grande majorité des cas, dans l'espace de 6 à 8 jours au moins. Il existe une forme en quelque sorte foudroyante qui emporte rapidement le malade en 24 ou 36 heures.

Qu'est-ce qui donne à la diphtérie dans les cas semblables son apparence de malignité si marquée ? Barbier, auquel nous empruntons presque mot pour mot le tableau ci-dessus, a établi que dans ces formes malignes la diphtérie n'est pas pure, et à côté du bacille de Lœffler, il a trouvé chez ces malades un streptocoque analogue à celui de l'érysipèle. Dans ces diphtéries streptococciques il y aurait donc une infection surajoutée à la diphtérie proprement dite. Mais tandis que le bacille de Lœffler reste localisé dans la gorge, le streptocoque pénètre dans l'organisme et Barbier l'a retrouvé après la mort dans le sang des veines pulmonaires et dans les cavités gauches du cœur ; il faut dire cependant qu'il n'a pu le constater dans le sang pendant la vie.

Les résultats cliniques de Martin et Chaillou confirment ces conclusions de Barbier, et d'après leurs observations, les angines diphtériques malignes relèveraient d'associations du bacille de Lœffler au streptocoque et quelquefois au staphylocoque.

Cette interprétation pathogénique des angines malignes par une infection surajoutée à la diphtérie est satisfaisante pour l'esprit. Nous la croyons exacte pour le plus grand nombre des cas; il serait excessif peut-être de l'admettre pour tous. Dans un cas d'angine diphtérique maligne, que nous avons récemment observée, nous n'avons trouvé dans nos ensemencements plusieurs fois répétés que du bacille de Lœffler pur.

II

Ces formes de diphtérie à associations relèvent donc dans la majorité des cas de la complication de la diphtérie par une streptococcie généralisée. C'est au streptocoque aussi que sont dues la plupart des complications que nous allons passer en revue.

En premier lieu les hémorragies, assez fréquentes dans la diphtérie, surtout dans les formes malignes. Elles se font au niveau des fausses membranes, les infiltrant et les colorant en brun. Les épistaxis sont quelquefois très tenaces, spontanées ou provoquées par le moindre contact. Elles peuvent prendre des proportions inquiétantes. On a observé quelquefois aussi du purpura.

Du côté de la peau, on a observé des erythèmes qui peuvent se montrer à deux périodes de la maladie. Ils sont ou précoces se montrant dès le début, ou tardifs indiquant une intoxication profonde. L'éruption se montre surtout aux poignets, aux coudes, aux genoux, aux malléoles, à la partie supérieure des fesses. Mussy en decrit plusieurs variétés qui sont par ordre de fréquence l'érythème polymorphe, l'érythème scarlatinoïde non desquamatif, l'érythème rubéolique, l'érythème purpurique, l'érythème scarlatiniforme desquamatif. Ces érythèmes, d'ailleurs assez rares, sont analogues à ceux que l'on rencontre dans les fausses diphtéries à streptocoques et dans la fièvre puerpérale et relèvent probablement, ici encore, de l'infection streptococcique.

Du côté des articulations on observe, rarement cependant, des complications analogues au pseudo-rhumatisme des maladies infectieuses. Tantôt il s'agit de formes douloureuses ou œdémateuses, produites peut-être par la toxine diphtérique, tantôt d'arthrites suppurées produites encore par le streptocoque.

C'est à une infection secondaire par le même microbe

que sont dues les suppurations ganglionnaires du cou, que le poison diphtérique parait incapable de déterminer par lui-même. Il en est de même de certaines otites suppurées.

Les points envahis par la diphtérie peuvent devenir le siège d'un processus gangréneux, mais le fait est très rare. L'érysipèle est aussi une complication rare, si ce n'est au niveau de la plaie de la trachéotomie.

Mais une complication des plus fréquentes et des plus importantes à connaitre est la broncho-pneumonie. Elle ne se développe guère qu'à la suite de la laryngite diphtérique, du croup. J'y reviendrai, en y insistant, lorsque je vous ferai l'histoire de cette affection diphtérique et je vous dirai alors qu'elle relève non pas directement du processus diphtérique, mais d'une infection secondaire par le streptocoque qui, à la faveur de l'inflammation diphtérique, descend et pénètre dans les alvéoles pulmonaires.

III

Les diverses apparences cliniques que présente l'angine diphtérique peuvent la faire confondre avec des affections de la gorge de nature toute différente.

Tout d'abord les angines diphtériques simplement érythémateuses, dont je vous entretenais en commençant, soupçonnées diphtériques en temps d'épidémie, ne peuvent guère être décelées que par l'examen bactériologique. Mais de fait elles sont rares.

Je passerai rapidement sur le diagnostic de certaines angines qui n'ont qu'une vague ressemblance avec la diphtérie.

L'angine gangréneuse avait été confondue avec l'angine diphtérique grave jusqu'à Bretonneau. Elle s'en distingue assez nettement cependant par l'apparition sur une des amygdales ou sur le pharynx d'une plaque de gangrène noire entourée d'une zone livide ; l'odeur gangréneuse existe dès le début, tandis que dans la diphtérie grave, l'odeur fétide n'apparait qu'au bout de quelques jours.

L'angine ulcéro-membraneuse est rare ; elle coïncide généralement avec des ulcérations dans la bouche. L'exsudat est ici une eschare superficielle recouvrant une ulcération. Ici pas de fièvre, pas de réaction générale.

L'angine phlegmoneuse a quelques analogies cliniques avec la forme maligne de l'angine diphtérique : dysphagie, fétidité de l'haleine, fièvre intense. Mais ici la douleur est plus vive, il existe du trismus et l'examen direct fera constater la saillie de l'amygdale.

Je ne puis que signaler l'angine du muguet.

Quant à l'angine pultacée, elle est généralement secondaire, survenant chez des individus débilités, ou dans le cours de fièvres graves telles que la fièvre typhoïde. Les symptômes généraux sont peu accusés. Elle est caractérisée par de larges plaques d'un blanc crémeux, molles, faciles à détacher, se dissociant dans l'eau, exclusivement composées de cellules épithéliales.

Dans l'amygdalite folliculaire, les amygdales augmentées de volume présentent dans leurs cryptes un exsudat blanchâtre. Il existe de la fièvre, de la dysphagie. Mais ces petites taches arrondies au niveau des cryptes, très difficiles à détacher, ne rappellent pas la pellicule de l'angine diphtérique. L'adénopathie fait toujours défaut. Cependant certaines formes d'angines diphtériques bénignes revêtent quelquefois l'apparence de ces amydalites aiguës. La distinction clinique est alors impossible ; la bactériologie peut seule éclairer le diagnostic.

J'en arrive à un groupe important d'angines pour lesquelles le diagnostic différentiel est plus délicat ; car, comme l'angine diphtérique classique, elles sont caractérisées par un exsudat fibrineux, ce sont les *angines à fausses membranes*. Les unes se montrent comme manifestation d'un état infectieux général, les autres se développent en quelque sorte pour leur propre compte et constituent par elles mêmes toute la maladie.

L'angine herpétique débute par une fièvre violente et une céphalalgie intense, ce qui n'est pas habituel dans l'angine diphtérique. La dysphagie y est généralement très marquée. Elle est caractérisée par de petites vésicules transparentes auxquelles succèdent de petites ulcérations qui se recouvrent d'exsudats blanchâtres ; cet exsudat est une vraie fausse membrane de nature fibrineuse ; mais son contour est polycyclique, festonné, formée qu'elle est par la coalescence des vésicules primitives. De plus, ici, l'engorgement ganglionnaire est exceptionnel. Quelquefois, l'apparition d'un herpès labial vient déceler la fièvre herpétique. Nous tenons cette angine herpétique pour relativement rare ; dans les cas douteux l'examen bactériologique lèvera les doutes.

Dans la scarlatine, l'angine est quelquefois nettement pseudo-membraneuse. Lorsqu'elle se montre à une époque tardive de la maladie, cette angine à fausses membranes est toujours ou presque toujours une complication diphtéque. Mais il existe des angines pseudo-membraneuses précoces, c'est-à-dire paraissant du 3ᵉ au 4ᵉ jour après l'éruption, coïncidant ordinairement avec une fièvre et un état général grave, caractérisées par une dysphagie vive et un exsudat blanchâtre, qui ne relèvent nullement d'une infection par le bacille de Lœffler ; mais, comme Wurtz et Bourges l'ont démontré, sont produites par le streptocoque. La précocité de ces angines pseudo-membraneuses de la scarlatine renseigne presque sûrement sur leur nature.

La syphilis, si étonnante que la chose puisse vous paraître, peut dans quelques cas produire du côté de la gorge des accidents qui simulent à s'y méprendre une angine diphtérique. Vous savez que dans quelques circonstances, les plaques muqueuses de la région génitale peuvent présenter une apparence diphtéroïde ; il en est de même de celles de la gorge. Les angines diphtéroïdes de la période secondaire de la syphilis débutent brusquement par un peu de fièvre et un malaise général. Les fausses membranes primitives ou consécutives aux plaques muqueuses s'étendent aux amygdales, aux piliers, à la luette quelquefois ; elles ont même adhérence, même blancheur que les fausses membranes diphtériques. La conservation de la santé générale malgré l'étendue des fausses membranes, l'absence d'albuminurie, les commémoratifs, souvent la coïncidence d'autres accidents secondaires lèveront les doutes sur la nature de ces exsudats dont le bacille de Lœffler est absent.

Mais, à côté de ces angines pseudo-membraneuses secondaires, pour lesquelles la coexistence d'un état infectieux général dont elles relèvent, tient en éveil la perspicacité du clinicien, il en est d'autres : angines pseudo-membraneuses primitives, dont le diagnostic avec l'angine diphtérique présente les plus grandes difficultés. La confusion de ces angines à fausses membranes avec cette dernière est souvent presque impossible à éviter de par les seuls signes cliniques. Les chiffres suivants vont vous le prouver. Dans leur mémoire de septembre dernier sur le traitement de la diphtérie par la serothérapie, Roux, Martin et Chaillou nous disent que sur 448 enfants entrés au pavillon de l'hôpital des Enfants Malades avec le diagnostic de diphtérie, 320 seulement étaient atteints réellement de cette maladie ; chez 128, les accidents ne relevaient pas du bacille de Lœffler. En ce qui concerne spécialement l'angine diphtérique, je vous citerai encore les chiffres suivants. Dans son mémoire de 1892, Martin relate 112 cas d'angines pseudo-membraneuses observés à l'hôpital des Enfants dont 69 seulement étaient diphtériques, et 43 non diphtériques. Dans leur mémoire de juillet 1894, Martin et Chaillou, sur 99 cas d'angines à fausses membranes, ont constaté 70 fois la présence du bacille de Lœffler, 29 fois son absence et la présence d'autres microbes: Ainsi donc au pavillon de l'hôpital des Enfants malades, spécialement destiné à la diphtérie, il a été constaté qu'une proportion de 30 à 38 0/0 d'enfants entrés pour cette maladie n'en étaient réellement pas atteints. Il s'agissait chez eux d'angines à fausses membranes, qui reconnaissaient pour causes d'autres agents microbiens que le bacille de Lœffler.

a) De ces angines, une des plus fréquentes paraît produite par un petit coccus bien étudié par Martin et Chaillou. Ce coccus, par ensemencement sur sérum, donne après 24 heures d'étuve à 37° des colonies arrondies, isolées, qu'un examen superficiel ferait prendre pour des colonies diphtériques. Etudiées de plus près, elles paraissent peu saillantes, leur centre n'étant pas plus épais que leur périphérie ; elles sont transparentes, et le microscope montre qu'elles sont constituées par un petit coccus, dont les grains sont isolés ou disposés deux par deux, jamais en chaînettes.

Dans ces angines, les fausses membranes se rapprochent beaucoup des fausses membranes diphtériques ; cependant elles sont plus blanches, plus crémeuses, moins adhérentes, moins consistantes ; mais il est presque impossible de les distinguer des membranes qui se rencontrent dans les angines diphtériques bénignes. L'adénopathie est à peu près constante. L'albuminurie existe presque dans la moitié des cas.

La fièvre peut atteindre et dépasser 39°, mais l'état général est ordinairement bon. La guérison est la règle.

b) Dans certaines angines à fausses membranes, les cultures sur sérum ont fait constater la présence de staphylocoques. Le rôle qui leur revient dans la production des fausses membranes reste encore à déterminer. Du moins ces angines se montrent bénignes.

c) Les angines à streptocoques sont les plus fréquentes de toutes les angines pseudo-membraneuses non diphtériques.

Sur sérum, elles donnent lieu à la production de petites colonies punctiformes et transparentes qui n'atteignent jamais un grand développement. Ces colonies sont constituées par un coccus en chaînette.

L'angine pseudo-membraneuse à streptocoque débute ordinairement par un accès de fièvre assez brusque et une élévation rapide de la température. La dysphagie est marquée. La gorge est généralement plus rouge que dans la diphtérie. Quant aux fausses membranes, elles peuvent, comme dans cette maladie, s'étendre sur les piliers et la luette. L'adénopathie sous-maxillaire est constante. L'état général est assez bon.

On peut jusqu'à un certain point faire le diagnostic clinique de cette variété d'angine pseudo membraneuse en se basant sur la brusquerie du début, l'élévation rapide de la température, la violence du mal de gorge et l'aspect particulier de l'arrière-gorge qui est rouge et enflammée.

Quelquefois l'angine pseudo-membraneuse à streptocoque apparait grave. L'exsudat est grisâtre, sanieux. Il y a du coryza avec jetage, du gonflement œdémateux du cou, une haleine fétide, une température élevée, une albuminurie intense. Cette variété simule absolument la diphtérie maligne. Mais elle guérit plus souvent que celle-ci, malgré qu'elle puisse aussi se compliquer de broncho-pneumonie.

d) L'angine pseudo-membraneuse à pneumocoques est rare. La première observation en a été donnée par Jaccoud et Ménétrier.

Le début est brusque, marqué de frissons, de douleur à la gorge, d'accablement très prononcé. La fausse membrane est blanche, résistante, l'engorgement ganglionnaire considérable.

L'examen bactériologique peut seul éclairer sur la nature de cette angine.

IV

C'est en effet l'examen bactériologique qui, dans un grand nombre de cas, est le critérium nécessaire du diagnostic. Le clinicien le plus habile, a écrit Martin, se trompe environ une fois sur cinq, soit qu'il prenne pour diphtérique une angine qui ne l'est pas, soit qu'il ne reconnaisse pas une diphtérie qui existe cependant. Il me reste donc à vous indiquer comment, à l'aide de la bactériologie, vou pourrez asseoir d'une manière certaine le diagnostic de la diphtérie.

Vous pouvez, en premier lieu, rechercher directement le bacille diphtérique dans les fausses membranes. Pour cela faire, vous desséchez la fausse membrane suspecte, maintenue par une pince, sur du papier buvard, puis vous la frottez à la surface d'une lamelle de verre. Vous laissez alors sécher ce frottis quelques minutes et vous le fixez en passant la lamelle sur la flamme d'une lampe à alcool. Vous colorez votre lamelle avec une solution de violet (6 B) au tiers, ou avec le bleu composé de Roux (mélange d'un tiers de solution de violet de dahlia au centième et de deux tiers de solution de vert de méthyle au centième). Vous lavez votre lamelle et examinez avec un objectif à immersion. Vous constatez alors, dans le cas de diphtérie, des bacilles de Lœfler avec leurs caractères, groupés par trois ou quatre, quelquefois placés bout à bout, formant angle aigu ou plus ou moins ouvert, mais jamais ligne droite.

Dans ce procédé, les nombreux bacilles de la bouche, qui siègent aussi sur les fausses membranes, se colorent et enlèvent à la préparation une partie de sa netteté. Le procédé que je vais vous indiquer donne des résultats beaucoup plus exacts. Il a pour principe ce fait que de tous les microbes de la gorge, le bacille de Lœfler donne sur les tubes de sérum coagulé les colonies les plus précoces. Voici la manière de procéder :

Il s'agit d'abord de faire une prise dans la gorge du malade. Pour cela, avec le bord d'une petite spatule en platine ou en nickel préalablement flambée, vous touchez l'amygdale au niveau des fausses membranes. Vous ensemencez alors votre tube de sérum en passant à plat votre spatule ainsi chargée à la surface du sérum. Puis, vous portez votretube à l'étuve pendant 24 heures. A ce délai, vous examinez les colonies qui se sont développées. A l'œil nu déjà, vous pourrez reconnaître les colonies diphtériques aux caractères que vous leur connaissez et les distinguer, par exemple, des colonies moins saillantes et plus transparentes du petit coccus, ou des colonies en fin pointillé translucide du streptocoque. L'examen au microscope fixera définitivement votre opinion. Vous faites, avec une aiguille de platine, dans les colonies qui se sont développées, une prise que vous délayez dans une goutte d'eau sur une lamelle de verre. Vous séchez, vous colorez et vous examinez comme je vous l'ai dit plus haut. Il est absolument important de ne pas retarder votre examen plus de 24 heures après la mise de votre tube à l'étuve ; car, passé ce délai, de nombreux microbes se développent, qui rendent le diagnostic plus compliqué.

Vous constatez, comme premier résultat de votre examen, l'absence ou la présence de bacilles de Lœffler. Dans le premier cas, vous pouvez affirmer qu'il ne s'agit pas de diphtérie. Vous pourrez assez souvent déterminer qu'il s'agit d'une angine à coccus ou à streptocoques.

Dans le second cas, après avoir constaté la présence du bacille de Lœffler, il importe de reconnaître s'il s'agit d'une angine diphtérique pure ou associée à d'autres microbes.

Dans la diphtérie pure, vous ne constatez, sur votre tube de sérum de 24 heures, que du bacille de Lœffler, à l'exclusion de tout autre microbe.

Au contraire, dans les formes associées, vous trouvez sur vos tubes de sérum de 24 heures, en outre du bacille de Lœffler, soit le petit coccus que je vous ai décrit, soit le streptocoque. Quant à l'association avec le staphylocoque, dont les colonies sont plus lentes à se développer, elle ne peut être reconnue qu'après 24 heures.

Le diagnostic de diphtérie pure ou de diphtérie associée n'a pas une portée seulement scientifique, il est d'une grande importance pour le pronostic. La diphtérie pure a une gravité très variable suivant les cas : les bacilles courts correspondent généralement aux formes bénignes, les bacilles longs et enchevêtrés, aux formes graves. Quant aux formes associées, il y a lieu de distinguer entre elles. L'association du petit coccus au bacille de Lœffler correspond généralement à des angines bénignes ; elle est d'un pronostic favorable. Je vous ai dit, au contraire, que l'association du streptocoque ou du staphylocoque au bacille de Lœffler détermine des formes graves et malignes.

Nous verrons, dans notre prochaine conférence, que le diagnostic bactériologique importe aussi quant à la prévision de l'efficacité du traitement serothérapique, qui presque souverain dans les formes pures de la diphtérie, reste bien moins actif dans ces formes graves à association microbienne.

4me CONFÉRENCE

Le Traitement de la Diphtérie
L'Antitoxine diphtérique et la Sérum-thérapie

I

Avant d'aborder le traitement de la diphtérie, il y a lieu d'insister sur la prophylaxie de cette maladie. Ce sont les conditions étiologiques, sur lesquelles j'ai déjà insisté, qui fourniront les principales indications de ce traitement préventif.

Parmi les prédispositions qui favorisent l'éclosion de la maladie, je vous ai signalé certains états d'irritation de la gorge, notamment les angines de la scarlatine et de la rougeole. L'antisepsie de la gorge dans les angines vulgaires, dans celles qui relèvent des fièvres éruptives, s'impose comme le meilleur moyen d'éviter les diphtéries secondaires.

C'est à la contagion médiate qu'est dû le développement d'un certain nombre de cas de diphtérie. Aussi devez-vous insister le plus possible sur l'isolement du malade, éloigner de lui les autres enfants et ne garder, auprès du malade, que les personnes dont les soins sont indispensables. Il est, comme je vous l'ai dit, certaines angines diphtériques frustes qui constituent un grand danger de contagion. L'examen bactériologique. dans certains cas douteux, en faisant reconnaître la nature de l'affection, indiquera les précautions préventives à prendre. C'est en pratiquant cet examen dans tous les cas de gorge suspecte et, comme conséquence, par l'isolement et l'antisepsie des sujets reconnus diphtériques, que Hutinel est parvenu à supprimer complètement la diphtérie à l'Hospice des Enfants Assistés, où elle sévissait avant lui avec tant de fréquence et de gravité.

Un point important à établir est l'époque à laquelle un diphtérique cesse d'être dangereux pour son entourage. Les bacilles de Lœffler diminuent dans la gorge en même temps que la maladie marche vers la guérison ; ils disparaissent souvent en même temps que les fausses membranes, ainsi que les cultures sur sérum permettent de le constater. Mais la disparition rapide du bacille de la diphtérie n'est pas toujours la règle ; on peut le trouver encore avec toute sa virulence dans la bouche de personnes qui viennent d'avoir la maladie, alors que les fausses membranes n'existent plus et que la muqueuse est redevenue parfaitement saine. Il peut persister ainsi plus de quinze jours après la disparition des fausses membranes. C'est à cette persistance du bacille que sont dues les récidives de la maladie, qui ne sont pas extrêmement rares. On ne peut fixer, pour tous les cas, la durée extrême de la conservation du bacille virulent dans la bouche. Ce n'est que par des ensemencements répétés que l'on peut s'assurer si le malade a cessé d'être dangereux.

La contagion, ainsi que nous l'avons établi, peut se faire sans contact médiat, notamment par l'intermédiaire des linges et des objets souillés par les produits diphtériques, qui conservent pendant longtemps leur pouvoir contagieux : une fausse membrane, en effet, donne encore après cinq mois des colonies sur le sérum. A l'état humide, le virus ne résiste pas à une température de 58° maintenue pendant quelques minutes. L'eau bouillante suffit donc toujours à désinfecter les linges et les objets récemment souillés par les produits diphtériques. Mais le virus sec supporte sans périr une chaleur de 98°, prolongée pendant plus d'une heure. Aussi la désinfection des locaux contaminés par les diphtériques s'impose-t-elle immédiatement afin de prévenir la reviviscence de germes desséchés.

II

J'en arrive au traitement curatif de la maladie. D'après l'analyse pathogénique que nous avons faite de la diphtérie, le traitement rationnel de cette maladie doit remplir les indications suivantes : 1° agir contre l'infection bacillaire : détruire le bacille de Lœffler ; 2° empêcher ou du moins restreindre l'absorption de la toxine diphtérique ; 3° combattre ses effets sur l'organisme ; 4° faciliter son élimination. Les traitements employés jusqu'à présent ont plus ou moins rempli quelques-unes de ces indications.

Par le traitement local, on a cherché à agir directement sur le microbe. A l'époque où la fausse membrane était considérée comme le caractère spécifique de la maladie, on cherchait, par tous les moyens, à détruire cette fausse membrane, à la dissoudre par exemple par l'eau de chaux ou l'acide lactique, à la détacher par les procédés mécaniques.

Erreur que cet acharnement contre la fausse membrane, qui n'est qu'effet et non pas cause ! erreur surtout que les moyens violents dirigés contre elle, qui ont pour résultat l'excoriation de la muqueuse sous-jacente et la repullulation plus facile du microbe. L'emploi des antiseptiques : acide phénique, sublimé, répondait mieux aux indications pathogéniques en agissant directement sur le bacille ; il a donné jusqu'à l'avènement de la sérumthérapie les résultats les plus incontestables.

Certains agents thérapeutiques peuvent vraisemblablement diminuer l'absorption de la toxine au niveau de la gorge. Certains astringents, le tannin, l'acide citrique, le perchlorure de fer nous paraissent agir dans ce sens : ils ont des succès à leur actif. Je me suis souvent bien trouvé de l'emploi de la glace sur les grosses adénopathies diphtériques et j'ai expliqué cet effet salutaire par un rétrécissement des voies d'absorption lymphatique sous l'action du froid continu.

Les effets de la toxine diphtérique sur l'organisme sont combattus par les excitants et certains toniques : l'alcool, le quinquina, la caféine surtout quand le cœur défaille.

L'élimination de la toxine diphtérique se fait surtout par les urines. Le lait est le meilleur diurétique et aussi je dirai le meilleur aliment dans cette maladie, où le rein traduit si souvent son atteinte par l'albuminurie.

Ainsi que nous allons le voir, ces indications thérapeutiques sont actuellement presque toutes remplies par l'antitoxine diphtérique et je vais aborder avec vous l'histoire pleine d'actualité de la sérum-thérapie dans la maladie qui nous occupe.

C'est en 1890 que Behring et Kitasato ont, les premiers, étudié les propriétés du sérum des animaux immunisés contre le tétanos et la diphtérie. Depuis cette époque, Behring est revenu dans plusieurs mémoires sur les différents points de la méthode sérothérapique dans la diphtérie ; c'est sur le mouton et la chèvre qu'il a conduit ses expérience d'immunisation. Roux et Aronson ont choisi le cheval comme fournisseur de sérum antitoxique, qu'ils obtiennent ainsi en bien plus grande quantité.

Je vais vous exposer succinctement la méthode de Roux, exposée par lui au Congrès de Budapesth.

Le premier temps de la méthode consiste dans la préparation de la toxine diphtérique. On obtient cette toxine en cultivant le bacille diphtérique virulent dans du bouillon au contact de l'air. Les ballons de culture sont mis à l'étuve à 37° et un courant d'air humide et filtré y est entretenu au moyen d'une trompe à eau par une disposition spéciale. Au bout de trois semaines environ, la toxine produite a son maximum d'activité. On la retire alors des bouillons de culture en filtrant ceux-ci sur une bougie Chamberland. Ainsi préparée et recueillie, la toxine tue d'ordinaire un cobaye de 500 grammes en 48 heures à la dose de 1/10 de c. c.

On procède alors (c'est le second temps de la méthode) à l'immunisation proprement dite du cheval par la toxine diphtérique. On injecte cet animal sous la peau une dose à d'abord minime de toxine : 1 c. c. environ. On augmente ensuite progressivement les doses, en surveillant bien entendu la réaction de l'animal, jusqu'à ce qu'on puisse lui faire supporter 30, 40 c. c. de toxine diphtérique en injection hypodermique. La durée nécessaire à l'immunisation des chevaux varie avec chaque animal ; elle est en moyenne de trois mois.

Lorsqu'on suppose l'animal suffisamment immunisé on lui retire par la saignée une certaine quantité de sang. Le sang recueilli est laissé au repos pendant 12 heures pour la formation du caillot, et l'on en extrait le sérum qui seul est utilisé. Il importe d'abord de faire expérimentalement l'essai de ce sérum pour établir son pouvoir antitoxique. Si l'on constate que son activité est insuffisante, on continue l'immunisation du cheval par les injections de toxine pour augmenter encore le pouvoir préventif antidiphtérique de son sérum. Le sérum jugé bon à être utilisé doit être conservé à l'obscurité dans des flacons stérilisés.

Telle est succinctement décrite la technique de la production du sérum antidiphtérique. Mais il importe actuellement de vous démontrer le pouvoir antitoxique de ce sérum et d'établir devant vous sur quelle base expérimentale s'appuie la méthode sérum-thérapique dans la diphtérie.

La diphtérie expérimentale peut être provoquée, ainsi que je vous l'ai dit, par divers procédés. Vous vous rappelez qu'on la détermine chez les animaux soit par inoculation sur les muqueuses, sur la vulve du cobaye, dans la trachée du lapin, soit par injections sous-cutanée de culture virulente. Eh bien ! le sérum injecté chez les animaux avant l'inoculation ou l'injection des cultures diphtériques empêche le développement de la maladie expérimentale : une dose de sérum de 1/10,000 du poids de l'animal suffit généralement. L'efficacité préventive du sérum est rendue évidente par cette expérience. Son pouvoir curatif est aussi nettement établi. Injecté, en effet, en quantité suffisante non plus avant, mais 12 heures après l'inoculation virulente, le sérum guérit chez l'animal la diphtérie déjà en voie de développement.

Ces résultats sont constants, lorsque la dose du sérum est suffisante, dans les diphtéries pures. Mais Roux a étudié aussi l'effet du sérum antidiphtérique dans les diphtéries associées expérimentales, et il est arrivé ici à des résultats bien moins satisfaisants. Il détermine chez les lapins la diphtérie associée en leur inoculant, après trachéotomie, dans la trachée un mélange de streptocoques et de bacilles diphtériques. Il les traite alors par le même sérum qui guérit les lapins qui n'ont reçu que du bacille diphtérique. Le sérum reste dans ces nouvelles conditions généralement inefficace, et les lapins à diphtérie associée expérimentale meurent malgré le traitement dans la proportion de 4 sur 5. Ces résultats expérimentaux ont la plus grande importance et ne sont, comme nous le verrons, que trop confirmés par la clinique.

Ce n'est pas seulement contre l'infection diphtérique, en agissant sur le bacille, que le sérum se montre actif, mais aussi contre la toxine elle-même, ce qui justifie bien son nom d'antitoxique. Vous vous rappelez que l'injection de cultures filtrées de diphtérie, de toxine diphtérique, produit sur l'animal des effets généraux identiques à ceux des cultures non filtrées. Or, le sérum injecté soit avant, soit avec, soit après la toxine, empêche ou arrête le développement de l'intoxication. La dose de sérum nécessaire pour annihiler l'effet de la toxine varie naturellement suivant le moment de l'injection ; mais son efficacité n'en apparaît pas moins et comme préventif et comme thérapeutique.

Ces propriétés du sérum antidiphtérique sont dues à une substance spéciale qu'on appelle *antitoxine* ; la nature de cette substance nous est aussi inconnue que celle de la toxine elle-même, dont elle se rapproche par des caractères communs : comme elle, elle est altérée par la chaleur, coagulée par l'alcool, entraînée par les précipités amorphes que l'on fait naître dans les liquides où elle est en solution.

Quant à l'activité de ce sérum antitoxique, il ressortira

des chiffres suivants. La toxine préparée par Roux, ainsi que je vous le disais tantôt, tue en 48 heures un cobaye de 500 grammes à la dose de 1/10 de c. c. Eh bien! le mélange de 9/10 de c. c. de toxine et de 1/10 de c. c. de sérum ne cause pas même le moindre œdème au cobaye qui le reçoit sous la peau. 1 c. c. du mélange au 1/50 cause un léger œdème; mais le cobaye reste bien portant. Ces chiffres sont suffisamment probants.

On a cherché à donner une mesure de cette activité antitoxique. Je vous dirai seulement le mode d'appréciation de Roux. Il dit d'un sérum que son pouvoir immunisant est de 1,000, de 50,000, de 100,000, lorsqu'un cobaye qui en reçoit la 1,000me, la 50,000me, la 100,000me partie de son poids supporte 12 heures après une dose de virus capable de tuer en moins de 30 heures les cobayes témoins. En clinique on ne doit utiliser qu'un sérum ayant au moins un pouvoir préventif de 50,000.

L'efficacité préventive et thérapeutique du sérum antidiphtérique est donc bien établie par l'expérimentation, et je viens de vous faire voir sa puissance d'action. Il y a lieu de rechercher comment il agit, comment il s'oppose dans l'organisme aux effets de la maladie diphtérique.

Les sérums préventifs ou thérapeutiques sont de deux ordres.

Les uns agissent seulement contre les microbes pathogènes, tels sont les sérums des animaux vaccinés contre l'infection pneumonique, le choléra, le vibrion avicide, le hog-choléra, la fièvre typhoïde. Ces sérums ne protègent pas contre la toxine mais, contre le microbe. Pour Metchnikoff la raison en serait dans ce fait que ces sérums sont des stimulants des cellules phagocytaires, qui englobent alors les microbes et les détruisent en les digérant. Ce ne sont point des antitoxines, mais des stimulines pour employer l'expression pittoresque de Metchnikoff. Ces sérums sont seulement préventifs.

Les sérums antitoxiques proprement dits protègent réellement l'animal contre les toxines. Jusqu'à présent on ne connaît que les sérums des animaux immunisés contre le tétanos, la diphtérie, l'abrine, la ricine et le venin des serpents qui soient antitoxiques.

L'origine de ces antitoxines dans le sang des animaux soumis aux procédés d'immunisation a été diversement expliquée. Buchner, se fondant sur ce fait qu'elles sont d'autant plus abondantes dans le sang des animaux que ceux-ci ont reçu plus de toxine, admettait qu'elles proviennent d'une transformation de la toxine dans l'organisme. Mais il est reconnu que l'antitoxine n'est pas en proportion de la toxine introduite. Pour Behring, l'antitoxine se forme au dépens de l'albumine modifiable de l'organisme sous l'influence de la toxine. Roux enfin admet que la toxine agit comme un excitant sur les cellules de l'organisme qui sécrètent l'antitoxine ; quant à dire quelles sont les cellules du corps qui préparent l'antitoxine, la réponse est encore impossible.

Mais comment ces antitoxines qui sont et préventives et thérapeutiques agissent-elles pour annihiler les effets des toxines ? Quel est leur mode d'action ? Buchner admettait la neutralisation de la toxine par l'antitoxine comme dans une réaction chimique ; il s'est actuellement rallié aux idées de Roux. Pour Behring, l'antitoxine chez les animaux immunisés se produit en qualité supérieure à celle qui serait nécessaire pour neutraliser la toxine qu'on leur injecte ; c'est cet excédant que nous utiliserions dans la sérum-thérapie. Roux a, avec juste raison, combattu l'hypothèse que l'anti toxine agissait chimiquement sur la toxine pour la neutraliser; il a démontré, en effet, que la même quantité d'antitoxine n'agissait pas toujours également contre une même quantité de toxine. C'est ainsi qu'une quantité de sérum anti-diphtérique, suffisante à préserver contre une dose mortelle de virus ou de toxine des cobayes neufs, reste impuissante sur des cobayes de même poids qui avaient subi antérieurement d'autres infections expérimentales. Ces résultats extrêmement intéressants pour le médecin, parce qu'ils expliquent dans certains cas cliniques l'inefficacité du sérum, comme je le dirai tantôt, ces résultats servent de base aux idées de Roux sur le mode d'action des antitoxines. Pour lui, elles agiraient non pas directement et chimiquement sur la toxine ; mais elles mettraient en jeu les activités cellulaires, excitant les cellules de l'organisme, les rendant plus aptes à résister contre les toxines. Les antitoxines seraient donc elles aussi par le fait des stimulines, suivant l'expression de Metchnikoff. Peut-être même, mais ceci n'est encore qu'une hypothèse, les mêmes cellules qui détruisent les microbes, sont elles celles qui sécrètent les antitoxines.

Ces sérums antitoxiques apparaissent au premier abord comme des spécifiques. Comme dans une cornue vivante, le sang d'un animal immunisé par les injections de toxine fournit l'antitoxine de même nom. De fait, l'antitoxine tétanique n'a aucune action sur la toxine diphtérique et réciproquement. Mais les recherches récentes démontrent que certain sérum antitoxique n'est pas seulement efficace vis-à-vis d'une toxine déterminée. C'est ainsi que le sérum antitétanique est antitoxique contre le venin ; la réciproque n'est pas vraie, le sérum-antivenimeux ne l'est pas vis-à-vis de la toxine tétanique. Le sérum des lapins neufs n'a aucune action sur le venin ; mais celui des lapins vaccinés contre la rage est antivenimeux à un haut degré. Ces résultats soulèvent des questions doctrinales importantes. Du moins, ils tendent à prouver qu'une antitoxine n'est pas un spécifique absolu, annihilant seulement les effets d'une toxine déterminée. D'autre part, ils corroborent cette opinion bien médicale de Roux que les antitoxines agissent comme des excitants, comme des toniques, en quelque sorte, sur les cellules de l'organisme.

III

Un traitement de la diphtérie doit tendre à deux buts : à combattre dans la gorge l'infection bacillaire, à combattre dans l'organisme l'intoxication diphtérique. L'antitoxine répond à ces deux desiderata thérapeutiques, ainsi que je vais vous le démontrer.

L'effet du sérum sur la lésion locale est des plus évidentes. Les fausses membranes cessent d'augmenter dans les vingt-quatre heures qui suivent la première injection. Souvent alors elles apparaissent plus blanches, soulevées par leurs bords, prêtes à se détacher, et de fait elles se détachent en général après 36 à 48 heures, au plus tard le troisième jour. Le bacille diphtérique disparait de la gorge et les ensemencements cessent de donner des colonies diphtériques le troisième ou le cinquième jour. En même temps, les ganglions diminuent de volume.

L'influence de l'antitoxine sur l'intoxication générale n'est pas moins manifeste. La température s'abaisse promptement sous l'action du sérum. La chûte de la température se produit souvent dès le lendemain de la première injection, en défervescence brusque. Dans les formes plus graves, la défervescence ne commence qu'après la seconde ou la troisième dose et se fait en lysis. Le sérum agit sur le pouls plus tardivement que sur la température; le pouls ne commence à baisser qu'au bout de deux ou trois jours. Le facies de l'enfant traduit l'amélioration produite par le sérum; le visage est rosé, la physionomie est plus vive; l'appétit, d'ailleurs, revient vite. Le sérum paraît empêcher en partie l'action de la toxine sur les reins, l'albuminurie est moins fréquente et moins abondante qu'avant l'emploi du sérum.

Il reste encore à établir si les paralysies, si les accidents cardiaques sont plus rares chez les diphtériques traités par le sérum. En ce qui regarde les accidents cardiaques, je ne serais pas étonné, tout en étant convaincu de l'action du sérum sur l'intoxication générale, que ces accidents parussent aussi et peut-être même plus fréquents qu'autrefois. Cette opinion, en apparence paradoxale, se justifie par cette considération que certains malades échappant, grâce au sérum, aux dangers immédiats de l'intoxication diphtérique, peuvent succomber ultérieurement aux effets plus lents et plus tardifs de la toxine sur le muscle cardiaque.

Les diphtéries associées sont plus rebelles au traitement par le sérum. La température ne baisse pas aussi brusquement que dans la diphtérie pure ; la défervescence se fait en lysis lorsque la guérison survient. Les modifications du côté de la gorge sont des plus intéressantes, et j'ai été frappé, dans les cas qui doivent guérir, de la transformation que subissent les fausses membranes qui, de grisâtres et putriagineuses, deviennent blanches et nacrées.

L'influence de la sérum-thérapie sur l'évolution de la diphtérie dans les cas particuliers se traduit, dans les statistiques générales, par une diminution bien sensible du taux de la mortalité. Je vous parlerai, dans la prochaine conférence, de l'efficacité de la méthode dans le croup, je ne retiendrai ici que les résultats obtenus dans l'angine diphtérique. Tandis que, pendant les années précédentes, la statistique des angines à l'hôpital des Enfants-Malades donnait une moyenne de mortalité de 34 0/0, la totalité des angines traitées par le sérum de février à juillet 1894 a donné à Roux, Martin et Chaillou un taux de mortalité de 12.5 0/0 seulement. Il faut ajouter que le pavillon de la diphtérie à l'hôpital des Enfants-Malades, où ils ont expérimenté leur traitement, présente des conditions d'hygiène déplorables.

Le nombre de guérison, par le sérum antidiphtérique arrivera certainement à s'élever encore. Cependant, il ne faut pas s'attendre à supprimer la mort par la diphtérie, et je tiens à insister auprès de vous sur les principales causes d'insuccès de la méthode.

La première, qui devrait disparaître ou diminuer sensiblement, est l'application tardive du traitement. L'expérience a démontré que les premiers effets du sérum ne se font guère sentir que de 10 à 12 heures après l'injection. Dans quelques formes foudroyantes ou dans quelques cas traités tardivement par l'incurie des parents, le sérum arrivera trop tard pour être efficace.

L'association au bacille de Lœffler d'autres microbes pathogènes et surtout du streptocoque constitue pour la serum-thérapie, dans un assez grand nombre de cas, une autre cause d'insuccès. Je vous ai cité tantôt les expériences sérothérapiques de Roux sur les lapins inoculés avec le mélange du microbe de la diphtérie et du streptocoque ; ces expériences lui ont démontré que la diphtérie expérimentalement associée au streptocoque est bien plus difficile à guérir par le sérum que la diphtérie pure. La clinique confirme malheureusement les résultats expérimentaux. Tandis que sur une mortalité générale de 12,5 0/0, les angines diphtériques pures comptent pour 7,5 0/0, les angines à association streptococcique ont un taux de mortalité de 34 0/0. Il y a lieu d'espérer néanmoins que les perfectionnements de la méthode abaisseront ces chiffres.

Il restera toujours à la sérum-thérapie, comme à toute autre médication, des tempéraments morbides rebelles à son influence. Toujours guidé par son grand sens médical, Roux a établi par l'expérimentation que chez les animaux affaiblis par des maladies antérieures la diphtérie est bien plus rebelle à l'action stimulante du sérum. L'application de ces résultats à la clinique se fait d'elle-même, et vous prévoyez déjà que certains organismes tarés ou débilités par des maladies antérieures, telles que la tuberculose, la rougeole, la scarlatine, etc., présenteront pour la diphtérie un terrain favorable, réfractaire au contraire à la sérum-thérapie.

Il me reste à vous indiquer comment doit être conduit en pratique le traitement de la diphtérie.

Et tout d'abord y a-t-il lieu d'instituer un traitement local ? Il est certain qu'avant la sérum-thérapie, les applications locales d'acide phénique et de sublimé se sont montrées souvent efficaces. Mais, d'une part, l'action du sérum sur la lésion locale est incontestable et très probablement suffisante dans les diphtéries pures ; d'autre part, l'association au traitement par le sérum des applications phéniquées ou sublimées ayant présenté des inconvénients, il y a lieu de renoncer à ces deux agents thérapeutiques. Je considère du moins que les grands lavages dans la gorge et dans le nez avec des solutions boriquées ou de liqueur de Labaraque ont une incontestable utilité. Mais, c'est surtout dans les angines à association que je crois encore nécessaire d'agir localement dans la gorge, puisque le sérum, efficace contre le bacille de Lœffler, ne peut rien sur le streptocoque. Ces dans ces formes surtout que les attouchements répétés à la glycérine salicylée, au menthol camphré constitueront un adjuvant des plus utiles à la sérum-thérapie.

Quant aux règles d'administration du sérum je ne puis naturellement que vous indiquer les règles posées par Roux. Je ne m'occupe, bien entendu encore ici que des angines. Le premier jour, on injecte d'emblée 20 centimètres cubes de sérum. Les doses ultérieures varient suivant la gravité de l'angine, suivant qu'il s'agit d'angine pure ou associée. L'on attend néanmoins vingt-quatre heures pour juger de l'opportunité d'une seconde dose. A ce moment, la température et le pouls, la température surtout, constituent les principales indications thérapeutiques. Dans quelques cas la défervescence complète de la température indique qu'il n'y a pas à revenir à une nouvelle dose. Si, au contraire, la température reste stationnaire et surtout s'élève, il y a lieu de répéter la dose de 20 centimètres cubes en une seule fois, ou mieux, 10 centimètres cubes le matin et 10 centimètres cubes le soir. Dans les angines à associations surtout streptococciques, la dose de 20 centimètres cubes doit être administrée en une seule fois le second jour. Ultérieurement, la température et le pouls indiqueront l'opportunité de nouvelles doses.

La technique opératoire est des plus simples. Il est bon d'avoir une seringue d'une contenance de 20 centimètres cubes. Il est utile de réunir l'aiguille au corps de la seringue par un petit tube en caoutchouc qui permet de faire l'injection en suivant les mouvements de l'enfant, maintenu toutefois le mieux qu'il est possible. Il importe que les règles de l'antisepsie la plus rigoureuse président à cette petite opération. Vous ferez donc bouillir seringue, tube de caoutchouc et aiguille avant de procéder à l'injection, et vous laverez la peau de l'enfant au sublimé ou à l'acide phénique dans la région où vous devrez faire la piqûre. C'est la région du flanc que l'on choisit de préférence. La piqûre se fait comme pour une injection hypodermique. L'injection doit être poussée lentement. La petite bosselure qui en résulte disparait en 20 ou 30 minutes.

Par la sérum-thérapie sont remplies les principales indications du traitement de la diphtérie que je vous énumérais en commençant : 1° agir contre l'infection bacillaire: l'influence du sérum sur la lésion locale est incontestable; vous savez qu'il peut être utile de l'aider par un traitement local approprié ; 2° s'opposer à l'absorption de la toxine diphtérique; 3° combattre ses effets sur l'organisme : le sérum antitoxique répond encore à ces indications. Il pourra être utile dans quelques cas d'adjoindre à la stimuline antidiphtérique des excitants et des toniques tels que l'alcool et le quinquina, et, si le cœur parait fléchir, d'administrer la caféine, soit par la bouche, soit par injection sous la peau ; enfin, 4° il faut aussi, avons-nous dit, faciliter l'élimination de la toxine. Nous ne savons encore si et comment le sérum favorise l'élimination par les urines de la toxine diphtérique. Des recherches sur ce sujet offriraient le plus grand intérêt. Du moins, chez les diphtériques, dont les reins sont si fréquemment lésés, y a-t-il lieu de faciliter la diurèse par le régime lacté exclusif ou mitigé.

5me CONFÉRENCE

Les localisations de la Diphtérie
Le Croup et son traitement

L'infection bacillaire diphtérique se fait dans la très grande majorité des cas primitivement sur la gorge ; mais elle peut gagner d'autres muqueuses. Elle peut s'étendre par le pharynx dans les fosses nasales. Le coryza diphtérique, habituellement secondaire, est quelquefois primitif ainsi que l'a reconnu Bretonneau. Le bacille passant du nez dans le canal nasal peut déterminer une conjonctivite pseudo-membraneuse. Pénétrant dans la trompe d'Eustache, il produit une otite moyenne diphtérique. La propagation de la diphtérie peut se faire du côté de la bouche : les fausses membranes siègent alors sur les lèvres, sur la face interne des joues, etc. Mais la propagation la plus importante est celle qui se fait du côté du larynx et des bronches pour y déterminer les lésions du croup et de la diphtérie bronchique.

Je ne veux que vous signaler la localisation rare de la diphtérie à l'anus, celle plus fréquente du côté de la vulve, que l'on peut reproduire expérimentalement chez le cobaye.

Ce n'est pas seulement les muqueuses qui peuvent être le siège de l'inflammation diphtérique. La peau elle-même peut être atteinte. Mais cela n'arrive que lorsqu'elle est dépouillée de son épiderme, dans les régions eczémateuses, sur les plaies de vésicatoires. Cette diphtérie cutanée est intéressante parce qu'elle peut, même lorsqu'elle est isolée, déterminer des symptômes d'intoxication générale tels que l'albuminurie et la paralysie.

I

Lorsque le bacille atteint le larynx, il détermine, dans cet organe comme ailleurs, une exsudation pseudo-membraneuse. Mais contrairement à ce que l'on observe dans la gorge, la fausse membrane dans la portion sous-glottique du larynx et dans les bronches est très peu adhérente à la muqueuse sous-jacente à cause de la présence de la basement membrane.

Lorsqu'elle descend dans la trachée, la fausse membrane sous forme de ruban occupe la partie postérieure de ce conduit, se divisant au niveau de la bifurcation des bronches en deux rubans secondaires. Ce n'est que dans les divisions bronchiques secondaires que les fausses membranes forment des cylindres complets, creux d'abord, pleins dans les plus petites bronches.

Le croup est le plus habituellement secondaire à une angine ou à un coryza diphtérique. Les signes de l'angine, légers quelquefois, peuvent échapper ; mais, en dehors de ces faits, il en est d'autres bien réels où la localisation se fait primitivement sur le larynx : ces croups d'emblée constituent environ un huitième des cas.

Les symptômes de la laryngite diphtérique sont de deux ordres. Les uns sont communs à toute diphtérie. Je n'y insiste pas ; la fièvre notamment dans son intensité et dans sa durée est en rapport avec l'extension des lésions.

Les symptômes du second ordre tiennent à la localisation même de la diphtérie. Dans le croup, ils sont essentiellement constitués par des troubles respiratoires. Dans une première période, il existe des symptômes laryngés sans dyspnée bien marquée. Le premier symptôme local est une petite toux sèche, rapidement rauque, étouffée. La voix d'abord enrouée devient rauque, puis éteinte souvent jusqu'à l'aphonie. Au bout de quelques heures à plusieurs jours, se produit une légère gêne de la respiration, surtout la nuit pendant le sommeil, caractérisée d'abord par un sifflement laryngo-trachéal inspiratoire. — Dans une seconde période, arrivent des accès de suffocation survenant brusquement, pendant lesquels l'enfant, dans un état d'anxiété extrême, cherche à grands efforts inspiratoires à surmonter l'obstacle laryngien. Pendant ces accès, l'inspiration est prolongée et sifflante, et l'on observe le signe caractéristique du tirage : tirage abdominal ou sous-sternal, caractérisé par une dépression épigastrique due à la contraction du diaphragme, et tirage sus-sternal, amenant la dépression du creux cervical sus-sternal. Ces accès durent cinq à six minutes, quelquefois un quart d'heure ; ils cessent spontanément ou à la suite du rejet d'une fausse membrane. Le calme peut revenir complètement entre les accès. Cette période paroxystique manque quelquefois, la dyspnée étant alors d'emblée continue. — La troisième période est marquée par la cessation des accès et la production d'une dyspnée continue et progressive. La respiration est de plus en plus fréquente, l'inspiration toujours sifflante, le tirage de plus en plus marqué, la face cyanosée, l'asphyxie imminente. A une période plus avancée, la lutte cesse ; cette apparence de calme indique les approches de la mort ; à la cyanose succède la pâleur de la face, le refroidissement, l'anesthésie, et la mort survient dans le collapsus.

Lorsque la diphtérie s'étend à la trachée et aux bronches il est souvent difficile de reconnaître l'existence de cette nouvelle localisation au milieu des symptômes du croup. La diphtérie bronchique est généralement marquée par l'accélération de la respiration qui peut atteindre 50 à 60. Les quintes cessent, l'asphyxie lente se produit ; la pâleur remplace la cyanose. A l'auscultation, le murmure vésiculaire est notablement affaibli du côté de la bronche envahie. Cette inégalité de l'expansion vésiculaire dans les poumons est un des meilleurs signes de diphtérie bronchique dans le croup opéré ; dans le croup non opéré, il est forcément rendu inappréciable par l'absence presque complète du murmure vésiculaire. L'expectoration reste alors le meilleur et pour ainsi dire le seul signe irrécusable : les fausses membranes rejetées revêtent la forme des bronches, en cylindres creux complets ou incomplets, ou en rubans.

Le croup comme l'angine diphtérique se présente en clinique sous des formes différentes. Dans un assez grand nombre de cas, il a en quelque sorte l'apparence d'une maladie locale. Le croup simple est presque exclusivement caractérisé par l'existence des troubles respiratoires que je viens de vous décrire. A côté de ces formes, il existe des croups infectieux toujours alors accompagnés d'angine, souvent de coryza, avec gros ganglions, etc., dans lesquels l'intoxication générale s'associe aux troubles asphyxiques. Ces croups infectieux reconnaissent souvent pour cause l'association au bacille de Lœffler d'autres bacilles pathogènes, particulièrement du streptocoque ; ce sont des croups à associations auxquels se rapportent les considérations que je vous ai présentées, lorsque je vous ai parlé des angines à associations.

Mais même dans les croups simples, il est une complication qui constitue pour le malade un danger des plus graves, lors même qu'on a supprimé pour lui, par une opération, le danger imminent de l'asphyxie. Cette complication redoutable est la broncho-pneumonie sur laquelle il y a lieu d'insister.

L'agent qui la produit est celui dont relèvent la plupart des complications de la diphtérie, c'est le streptocoque comme l'ont établi Lœffler, Frankel, Netter etc. Ce dernier, dans des recherches récentes, l'a trouvé dans les noyaux de broncho-pneumonie diphtérique, soit seul, soit associé au pneumocoque, au staphylocoque, au bacille de Friedlander, mais le streptocoque n'a jamais fait défaut. Les lésions de la broncho-pneumonie diphtérique ont été bien étudiées par Darier, Mosny. Elle ne présente pas de caractères bien spéciaux ; le plus souvent, elle prend la forme à noyaux disséminés ; l'atéleclasie est constante et toujours très étendue ; l'emphysème est aussi très marqué. Une des caractéristiques de la broncho-pneumonie des diphtériques est l'abondance de l'exsudat fibrineux dans les alvéoles. Une autre lésion assez fréquente est constituée par des foyers hémorragiques au sein du parenchyme pulmonaire, surtout à la partie postérieure et inférieure du poumon.

La broncho-pneumonie peut venir compliquer la diphtérie de la gorge, surtout les diphtéries associées. Mais de toutes les localisations de la diphtérie, c'est le croup, et surtout le croup opéré qui se complique le plus souvent de broncho-pneumonie. Cette complication au cours du croup est décelée surtout par les symptômes généraux. La température s'élève et atteint facilement 39°5 à 40°. La respiration s'accélère, la dyspnée est très marquée. Lorsque avec une température élevée on voit au cours d'un croup le chiffre des respirations monter à 50 ou 60, on peut affirmer la broncho-pneumonie. Dans les croups opérés, l'expectoration se supprime, la canule se sèche, la respiration devient râpeuse. Les signes d'auscultation sont généralement impossibles à apprécier dans le croup non opéré ; après l'opération, on peut percevoir du souffle bronchique. La broncho-pneumonie des diphtériques amène très habituellement la mort.

La marche du croup vers une terminaison fatale est la règle. Cependant la guérison spontanée se produit dans quelques rares circonstances. Le plus souvent les menaces d'asphyxie obligent à recourir à une intervention chirurgicale, qui sauve encore quelques enfants, quand ne surviennent pas les complications broncho-pulmonaires.

II

Le diagnostic de croup diphtérique n'est pas toujours aisé. L'examen bactériologique est, dans quelques cas, nécessaire pour l'établir. Il est d'autres affections que l'examen clinique de l'enfant suffit cependant à distinguer du croup.

On a pu dans quelques rares cas prendre pour un croup une bronchite capillaire. La trachéotomie a même été pratiquée dans quelques-unes d'entre eux. La dyspnée excessive, la cyanose et la présence même d'un certain degré de tirage ont pu induire en une erreur qu'un examen attentif fera toujours éviter.

Plus facilement un abcès rétro-pharyngien simulera le croup par la dyspnée qu'il amène et les accès de suffocation qu'il détermine. Mais l'intensité de la dysphagie, la raideur et souvent le gonflement unilatéral du cou, l'absence d'altération de la toux et de la voix éclaireront le diagnostic, que l'examen direct du pharynx fixera définitivement.

Les corps étrangers du larynx produisent des accès de suffocation survenant au milieu d'une santé parfaite. A défaut de commémoratifs, on aura comme éléments de diagnostic la brusquerie du début, l'absence d'inspiration sifflante et les signes fournis par l'auscultation et le toucher du larynx, sur lesquels j'ai insisté dans le temps en relatant deux faits de corps étrangers des voies aériennes guéris par la trachéotomie.

L'œdème de la glotte apparait le plus souvent comme accident secondaire dans certaines lésions chroniques du larynx. La forme aiguë de l'affection, la plus rare, pourrait seule être confondue avec le croup. Il y aura lieu de tenir compte des circonstances dans lesquelles la maladie se déclare ; la voix et la toux n'ont pas les mêmes caractères que dans le croup ; l'examen digital fournira un renseignement direct de grande importance.

Dans l'adénopathie trachéo-bronchique surviennent quelquefois des accès de suffocation qui s'accompagnent de toux quinteuse. L'évolution de la maladie diffère de la marche aigüe du croup, et l'examen de la poitrine fera, dans la grande majorité des cas, constater l'existence des ganglions hypertrophiés.

J'en arrive à une affection, terreur des jeunes mères qui la prennent souvent pour le croup. La laryngite striduleuse a un début brusque, nocturne, par accès de suffocation avec toux forte et éclatante. Le diagnostic de ce faux croup avec le croup diphtérique est rarement difficile : dans l'intervalle des accès, la voix est rarement altérée, la toux est sonore, la respiration calme. Il est cependant certaines causes d'erreur possibles : dans quelques rares circonstances, le croup d'emblée peut avoir un mode d'invasion analogue par un brusque accès de suffocation, mais la marche ultérieure de la maladie est bien différente, et dans cette forme, en cas de doute, l'examen bactériologique serait du plus grand secours.

Bien autrement difficiles à distinguer du vrai croup diphtérique sont certaines laryngites aiguës de l'enfance sur lesquelles Touchard insistait à nouveau, il y a peu de temps, en les décrivant sous le nom de *faux croups avec tirage permanent*. Ces affections laryngées relèvent généralement d'infections microbiennes par d'autres agents que le bacille de Lœffler. Il se peut même que dans quelques cas il se produise au niveau du larynx des fausses membranes analogues à celles que l'on rencontre dans les angines pseudo-membraneuses non diphtériques. La fréquence de ces croups non diphtériques est relativement assez grande. Dans son mémoire de 1892 Martin, sur un total de 88 cas de croups vérifiés bactériologiquement, constata 58 fois la présence du bacille de Lœffler, et 29 fois son absence; c'est-à-dire que dans ces derniers cas il s'agissait en réalité de croups non diphtériques ; sur ces 29 cas, 17 fois il existait des fausses membranes dans la gorge, fausses membranes de nature non diphtérique. Dans leur mémoire de juillet 1891, Martin et Chaillou, sur un total de 99 croups ont constaté que la diphtérie était en cause dans 85 de ces cas, que dans 14 il s'agissait de croups non diphtériques.

Les symptômes cliniques permettent quelquefois de soupçonner la nature de ces faux croups. La toux reste généralement sonore, la voix est rauque mais rarement éteinte, l'état général est bon. Il y a quelquefois un cornage assez marqué. Le tirage existe à un degré moyen; dans quelques cas cependant il a pu nécessiter l'opération qui donne alors d'excellents résultats. Ces croups non diphtériques, bénins, sont produits généralement par des infections à coccus ou à staphylocoques.

Dans beaucoup de cas, l'examen bactériologique est nécessaire pour établir le diagnostic. Il est utile de le pratiquer toujours, car il éclaire aussi le pronostic de l'affection, et fournit les indications du traitement sérothérapique. Lorsque avec le croup coexiste de l'angine, c'est au niveau des fausses membranes amygdaliennes qu'il y a lieu de recueillir la semence microbienne. Dans le cas contraire, c'est-à-dire dans le cas de croup d'emblée, il faut porter la spatule aussi loin que possible, soit à la base du pilier postérieur, soit mieux encore à la paroi postérieure du pharynx : constamment ou à peu près, dans les vrais croups diphtériques, le bacille de Lœffler habite aussi ces régions. La prise faite, vous pratiquez l'ensemencement de votre tube de sérum, puis, au bout de 24 heures d'étuve, l'examen des colonies qui y ont poussé, comme je vous l'ai indiqué dans une précédente conférence.

Cet examen vous permet tout d'abord d'établir s'il existe ou non du bacille de Lœffler. L'absence du bacille de Lœffler vous permet d'affirmer à peu près sûrement qu'il s'agit de croup non diphtérique. C'est généralement des coccus ou des staphylocoques que vous rencontrez à l'examen : ces croups sont bénins. Dans quelques cas vous rencontrerez du streptocoque; ces croups se compliquent plus facilement que les précédents de broncho-pneumonie.

Si l'examen bactériologique fait constater la présence du bacille de Lœffler, il importe, comme pour les angines, d'établir s'il s'agit de diphtérie pure ou de diphtérie associée. Je n'insiste pas sur cette question déjà traitée. Je vous rappellerai cependant que l'association du bacille de Lœffler avec le petit coccus n'aggrave pas le pronostic. Au contraire, l'association du staphylocoque et surtout du streptocoque est d'un pronostic des plus défavorables; dans le croup notamment, il constitue une imminence grave de broncho-pneumonie.

III

Le traitement dans le cas de croup doit s'adresser aux différents éléments qui constituent la maladie. Par sa localisation sur le larynx, la diphtérie crée un danger d'asphyxie auquel il y a lieu souvent de remédier chirurgicalement. D'autre part, la diphtérie laryngée est, comme toute autre localisation, une cause d'intoxication de l'organisme : le traitement général de la diphtérie doit donc lui être appliqué. En troisième lieu, il importe de combattre la propagation de la diphtérie dans les voies bronchiques et les complications pulmonaires.

1° Dès que les premiers symptômes du croup apparaissent, le traitement sérothérapique devra être appliqué; mais, pour ne pas scinder l'étude de ce traitement, je vous exposerai tout d'abord les moyens que l'on oppose au danger de l'asphyxie dans le croup.

Les indications du traitement chirurgical du croup ont été appréciés diversement et les opinions partagées entre l'intervention hâtive et l'intervention tardive. De l'avis du plus grand nombre, auquel je me rattache d'ailleurs, il y a lieu d'intervenir lorsque la dyspnée devient continue et le tirage permanent sans attendre la période d'asphyxie proprement dite. Depuis le traitement par la sérothérapie, on a une tendance à éloigner le moment de l'intervention chirurgicale. Je comprendrais cette tendance, si l'on n'avait que la trachéotomie comme ressource chirurgicale, opération entraînant toujours quelques dangers avec elle. Avec l'intubation, je ne vois aucune utilité à laisser plus longtemps qu'auparavant l'enfant se fatiguer en efforts inspiratoires et je crois qu'il n'y a pas lieu, même avec le traitement sérothérapique, d'éloigner le moment de l'intervention, du moins si on doit recourir à l'intubation.

Je ne vous décrirai pas le manuel opératoire de la trachéotomie, ni de l'intubation. J'ai, d'autre part, assez longuement discuté dans un travail antérieur les avantages et les inconvénients comparés des deux opérations. Je me bornerai à vous les rappeler en concluant, comme je le faisais déjà, que l'une et l'autre répondent à des indications différentes. Avec la sérothérapie, il me paraît, et Roux a déjà exprimé cette opinion, que les indications de l'intubation s'étendent.

Les avantages de l'intubation sont de premier ordre. L'intubation n'est pas une opération sanglante. Quoi qu'on en ait dit, elle ne présente pas de difficulté sérieuse d'exécution ; elle n'expose pas, en tant qu'opération, aux mêmes dangers que la trachéotomie. — Ses inconvénients sont de différents ordres. Un des principaux consiste dans la difficulté fréquente de l'alimentation, si importante pourtant dans le croup. On remédie en partie à cet inconvénient en alimentant le malade par la sonde nasale ; mais certains estomacs se montrent rebelles à ce procédé artificiel Un autre inconvénient de l'intubation comparée à la trachéotomie consiste dans la béance des voies laryngées, qui peut faciliter, sous l'influence du courant d'air inspiratoire, la pénétration des germes pharyngés jusque dans le poumon. Enfin, il est incontestable que l'expectoration se fait moins facilement à travers le tube d'intubation que par la canule de la trachéotomie. Le rejet du tube est un accident fréquent, malgré qu'il ne présente pas toujours de danger immédiat.

La trachéotomie présente cet avantage sur l'intubation d'isoler l'arbre trachéo-bronchique de la gorge infectée. De plus grâce à la double canule, on remédie facilement à l'engorgement de l'instrument. — Ses inconvénients sont majeurs. Tout d'abord, elle constitue une opération toujours délicate, souvent dangereuse. En second lieu, elle nécessite la production d'une plaie, c'est-à-dire, comme toute plaie, d'un foyer secondaire de culture pour le bacille de Lœffler ; et de fait, dans les autopsies, on voit assez souvent les fausses membranes, du pourtour intérieur de la plaie descendre dans la trachée et les bronches. La fréquence des complications pulmonaires est à peu près égale, ainsi que le démontrent les statistiques, dans la trachéotomie et dans l'intubation ; on ne peut donc, quoique je l'ai espéré tout d'abord, trouver de ce côté un moyen d'appréciation.

Ces avantages et ces inconvénients relatifs des deux opérations me paraissent devoir être appréciés dans chaque cas particulier et les indications de l'une et de l'autre se tirer, d'une part du degré de la dyspnée, d'autre part de l'étendue de l'infection.

Aux premières périodes de la dyspnée, l'intubation convient ; elle soulage aussi bien que la trachéotomie. A un degré plus avancé, et si l'asphyxie est imminente, la trachéotomie, si l'on est prêt à la pratiquer, pourra être préférable. Il est incontestable, en effet, que dans les périodes avancées la respiration se rétablit beaucoup plus facilement par la canule de la trachéotomie que par le tube de l'intubation. L'encombrement des voies aériennes, la paralysie bronchique, peuvent quelquefois, surtout chez les très jeunes, rendre difficile le rétablissement de la respiration par le tube laryngé. Vous le voyez, tout avantage donc à ne pas retarder l'intervention par le tubage.

L'étendue de l'infection diphtérique fournit des indications assez nettes à mon avis. S'il s'agit d'un croup d'emblée, ou d'une diphtérie presque exclusivement localisée au larynx, l'intubation doit être la méthode de choix, parce qu'elle remédie directement à l'obstacle laryngé ; l'on n'aura pas dans ces cas de menaces graves d'infection provenant de la gorge, ni de difficultés sérieuses d'expectoration, puisque la maladie ne descend pas au-dessous du tube. — S'il existe de la diphtérie pharyngée l'appréciation peut être délicate. Assez souvent, croyons-nous, la trachéotomie devra être pratiquée pour isoler autant que possible les voies aériennes du foyer supérieur d'infection. — Lorsque la diphtérie occupe l'arbre trachéo-bronchique, la trachéotomie me paraît absolument indiquée. La plaie opératoire n'a pas alors l'importance que je vous signalais tantôt, puisque la diphtérie existe déjà dans la trachée. D'autre part la canule trachéale rendra plus facile l'expectoration des fausses membranes de la trachée et des bronches. Enfin cette opération permettra le traitement direct de la diphtérie bronchique par la canule de la trachéotomie. Une objection sérieuse consiste dans la difficulté de diagnostiquer la diphtérie trachéo-bronchique. Dans bien des cas aussi celle-ci se produit secondairement au croup, alors que l'intubation a été déjà pratiquée. Dans ces cas il importe de surveiller l'expectoration. Si elle paraît se faire difficilement par le tube, enlever le tube et pratiquer une trachéotomie secondaire est, je crois, d'une bonne pratique.

La trachéotomie après intubation, quoi qu'on en ait dit, me paraît en effet quelquefois indiquée. A côté des difficultés d'expectoration dans la diphtérie bronchique, les difficultés extrêmes d'alimentation sont dans quelques cas, j'apprécie, indication à recourir à une trachéotomie secondaire. Enfin chez quelques enfants, surtout chez les plus jeunes, l'extraction du tube s'accompagne quelquefois de menaces d'asphyxie qui se renouvellent à chaque tentative. Ici encore la trachéotomie secondaire s'impose en quelque sorte, ainsi qu'il m'est arrivé de la pratiquer avec succès.

En résumé, l'intubation apparaît comme une opération de choix au début de la maladie et dans les formes légères, la trachéotomie comme une opération de nécessité dans certaines formes graves. Grâce à la sérothérapie qui a pour effet de s'opposer à l'extension de l'infection diphtérique, l'intubation sera de plus en plus l'intervention de choix.

2° Mais l'introduction de la méthode sérothérapique dans la thérapeutique de la diphtérie rendra moins fréquente la nécessité de toute intervention chirurgicale. Dès que le diagnostic de croup est posé ou même est rendu très probable par les symptômes cliniques, il y a lieu d'intervenir par une injection de sérum antidiphtérique. La technique est la même que pour l'angine. Une première dose de 20c.c. est injectée sous la peau, et l'on revient s'il y a lieu au bout de 24 heures à une seconde dose de 20 ou 10 c. c. que l'on peut répéter si besoin. L'état de la température, du pouls et de la respiration donne les meilleures indications en ce qui concerne la répétition des doses. Il y a lieu d'être plus généreux dans les croups que dans les angines, surtout dans les croups associés.

L'effet du sérum se fait sentir sur la température qui baisse plus ou moins rapidement. Dans un certain nombre de cas, les troubles laryngés, raucité de la toux et de la voix, accès de suffocation, tirage, diminuent et disparaissent par le seul effet du sérum. Un résultat important du traitement sérothérapique est donc la guérison d'un certain nombre de cas de croups, pris au début, sans opération.

Cette méthode permet peut-être d'attendre plus longtemps avant d'intervenir chirurgicalement. Mon opinion ainsi que je vous le disais, est que surtout avec l'intubation il n'y a pas avantage à laisser l'enfant s'épuiser en efforts de respiration. Lorsque l'opération jugée utile aura été pratiquée contre la menace d'asphyxie, il y a lieu d'intervenir encore par les injections de sérum contre l'infection et l'intoxication diphtérique. Sous son influence on verra généralement les fausses membranes se détacher plus facilement et les symptômes généraux diminuer progressivement. L'extension des fausses membranes dans la trachée et les bronches est enrayée. La broncho-pneumonie se montre complication plus rare. Une des conséquences du traitement sérothérapique dans les croups opérés est la possibilité d'extraire le tube ou la canule beaucoup plutôt qu'auparavant, souvent dès le troisième jour, quelquefois au bout de 48 heures.

L'amélioration de la statistique traduit ces effets du traitement. Les statistiquee antérieures donnaient pour les croups reconnus diphtériques à l'examen bactériologique, une mortalité de 67 à 68 0/0. Avec le traitement par le sérum, Roux, Martin et Chaillou sur 121 croups opérés ont eu 56 décès, soit une mortalité de 46 0/0. Ici encore nous trouvons une différence dans la mortalité des croups diphtériques purs et des croups associés. Les premiers se présentent avec une mortalité de 31 0/0, les croups diphtériques associés au staphylocoque ou au streptocoque ont une mortalié de 63 0/0.

3° Les complications broncho-pulmonaires peuvent se montrer néanmoins malgré le traitement sérothérapique.

La diphtérie trachéo-bronchique relève encore du même traitement. Je vous ai dit que lorsqu'elle existe, la trachéotomie est préférable à l'intubation, rendant plus facile l'élimination des fausses membranes. Elle permet de plus le traitement local. Roux conseille d'injecter dans la canule de la trachéotomie de l'huile mentholée à 1/25 à la dose de 1 c. c. une ou deux fois par jour.

Ces injections ont pour but de prévenir la broncho-pneumonie chez les opérés de trachéotomie. Je me suis assez bien trouvé dans ce même but, après l'intubation ou la trachéotomie, de l'administration de la créosote par la voie stomacale ou rectale.

Lorsque la broncho-pneumonie est déclarée le pronostic s'assombrit considérablement. Avant de vous indiquer le traitement à faire, il faut que je vous signale celui à ne pas faire : j'ai en vue les vésicatoires dont il faut grandement se garder de crainte de diphtérie cutanée. Les enveloppements froids, j'entends la méthode du drap mouillé me parait une ressource utile, quoique bien moins efficace que dans les autres formes de broncho-pneumonie infantile. L'alcool à haute dose est absolument indiqué. Malheureusement dans le plus grand nombre de cas, vos efforts n'aboutiront qu'à l'insuccès.

La gravité de ces complications broncho-pulmonaires comporte un enseignement, c'est l'importance de l'application précoce du traitement sérothérapique qui, curatif par excellence de la diphtérie proprement dite, est encore le meilleur préventif de ses complications secondaires.

Marseille. — Typ. & Lith. Barthelet & C

www.ingramcontent.com/pod-product-compliance
Ingram Content Group UK Ltd.
Pitfield, Milton Keynes, MK11 3LW, UK
UKHW021146230726
13926UKWH00002B/965